スルメを見てイカがわかるか！

養老孟司
茂木健一郎

角川oneテーマ21

目次

第一章

人間にとって、言葉とはなにか

養老孟司

†心というもの

「心とは何か」というのはじつはおかしな疑問です。まず、私の心というのは、私が生まれてくるまでは存在していなかった。もちろん、私が定義したわけではありません。だから私は自分で心という言葉をほとんど使いません。心という言葉を使わないでなんといっているのか。たいがいは「脳の働き」といっています。

歯が痛いとき、歯医者に行くと麻酔をしてくれて、その瞬間に歯がなくなってしまう。それはどういうことか。虫歯で痛いということは、歯に炎症が起きるということです。そこに神経麻酔をすると、歯に炎症が起こっていることはまったく前と同じであるにもかかわらず、痛みがなくなり、歯がなくなってしまう。

つまり、歯に何かが起こっているのではなく、脳の中の歯に相当する部分で何か騒ぎが起こっていたのです。脳の中の騒ぎを止めてしまうと、もう歯は痛くない。歯が痛くないどころか引っこ抜いても何ともない。

じつは、歯が痛いといっていたのは、歯のことを知っていたからではなくて、脳の中にあるなにかを知っていたということなのです。

よく私が議論することですが、外の世界が見えているときに、脳の中にうつった物をむしろ私は知っているのです。だからインチキを見せられれば、ちゃんと「見えた」という。そういうことを考えると、われわれが知っているのは脳のことだけだということになってくる。そういうふうに議論してつきつめていくと、それが「心とは何か」ということの答えになるのかもしれません。

†言語と脳進化

言葉のことを論ずるには、二つの方法を考える必要があります。一つは脳の中から言葉が生まれてくるメカニズム。これは、いってみれば脳の問題です。

ところが言葉というものは、もう一つ、日常あまり意識されない性質を持っています。それは「外に出されている」という性質です。言葉はわれわれの外にあります。

たとえば、私は生まれてきて、しばらくして日本語を自然に覚えました。私が日本語を覚えたときには、すでに日本語があったのです。実態に即した表現をすると、私は自分の脳を日本語に適応させた。言語を習うということの根本にあるのは、すでに存在している言葉に対して自分の脳を合わせるということです。適応させることができるということです。

そこには、子供が生まれてきて、言葉ができるかできないかという大問題があります。現在、子供が生まれてきてしばらくして言葉が使えないことがはっきりすると、多くの場合、施設に入れられると思います。逆にいうと言葉は、社会、そして社会を構成する人の前提条件になってしまっているのです。

言葉がしゃべれないというのは、言葉をしゃべる能力がないのか、言葉をしゃべる気がないのか。恐らく自閉症などのかなりのケースは、言葉をしゃべる気がない、必要を感じないのでしょう。自分の頭をそれに適応させる気が起こらないのかもしれません。

数学もまた一つの言語です。もちろん非常に不得意な人もいます。数学が得意でないというのはどういうことか。

むかし、家庭教師をやったときに、「2A引くAは2」という学生がいました。「2AからAを引いたら2だ」という。たしかにそのとおりです。文字どおり2AからAを取る。だから、これは間違っていると説明するために、「お前さんのいうことは国語として正しいけど、数学としては間違ってる」とやらなければいけない。

「2AからAを引いたら2だ」というのは、その子の論理ですから、それを壊して、「別な約束事で数学ができてるんだよ。この表現は、数学としての約束事をとれっていうことなんだよ」と教えてやらなければいけない。そんな約束事を誰が決めたんだと考える子供だと、結局どんどん受け入れなくなっていき、結果的にそれができないということになってしまう。最初の約束事を飲み込まない限り、数学はできないんです。そうやって数学が嫌いになったのが、数学が得意でない人です。

ところが言葉の問題の方は数学と違って好き嫌いの問題でなく、これに入れないと人間社会から排除されてしまう。

ここに、脳の進化の方向を決めてきた一番大きな要因の一つがあります。脳の働きは言葉によって共有されているのです。日本語について考えてみましょう。私は日本語の文法を自然に使っていますが、これはみなさんも全員が使っています。私がいなくなると日本語の文法が変わるかというと、そんなことはない。ぜんぜん変わらない。つまり、脳の中に言葉が入っているのではなく、じつは脳の外に言葉がある。脳の機能を上手に使っているのです。脳の外にあるのは、声や文章です。これは私の頭の中だからといくらがんばっても、どうしようもありません。

†言葉は止まっている

最近は機械が発達し、じつにたちの悪いことが分かってきました。言葉というのは、しゃべっているときはすぐになくなると感じますが、じつは絶対になくならない。テープレコーダーに録《と》ったら止まってしまう。一〇〇年経って聞いても、同じことをしゃべっている。ところがさっきからしゃべっている話をもう一回ちゃんと繰り返してみろといわれるとこれは難しい。さっきと同じ話は絶対にできません。

人間と情報の一番大きな違いは何か。情報は、はなから止まっているけれども人間は動いているという点です。人間はいつでも動いていて、二度と同じ状態がとれない。そういうものが人間です。人が生きているというのはそういうことなんです。

そして情報。あらゆる情報は全部止まっている。言葉もまた止まっている。今日のテレビのニュースを、ビデオに録って五〇年経って見る。ちゃんと同じように映る。今日のニュースは一見動いているように見えますが本当は止まっているのです。

五〇年後にテレビの中でニュースをしゃべっているアナウンサーはどうなっているか。人によってはお墓に入っている。人によっては白髪になっている。ヨレヨレになっている。

人間はひたすら動いているから逝《い》ってしまいますが、ニュース、情報はそのままです。ロボットは止まっていると考えれば、それは情報に非常に近い。しかしここで問題になってくるのは、むしろ逆に、生きているということは、そういうふうに二度と同じ状態はとれないという点です。時々刻々と変化する。しかし恐らく現代社会生活においては、われわれが時々刻々と変化するというふうな印象を持つことはありません。「人間は変わらないけれど、情報は毎日変わる」と思っている。ちょうど逆になっている。そういう逆なところから話をするから分からなくなるのです。

生き物というのはひたすら変化していくシステムです。しかしシステムという言葉もいい加減な言葉で、私はその納得のいく定義を聞いたことがありません。そこで私は、完全なシステムというものを細胞として考えます。つまり細胞が持っているような性質が、システムが持っている性質なんです。部分的に細胞がやっているようなことを取り上げて、そういう性質を持ったものを考えたときに、われわれはそれをシステムというのです。

システムというのはある特徴を持っていて、絶えずひたすら動いて変化しています。しかしそれがズルズルと変化してどこにも基準がないと続いたことにはなりません。そこでどうするか。たとえばＤＮＡという止まったものを使うのです。止まったものとは、つまり情報です。DNAは細胞の中にあって、いってみれば情報を担っているのです。DNA自身を取り出して見ると、ただの粉です。瓶の中に入れておけば、いつまで経っても粉のまま。ところがその粉を上手にタンパクでくるんで細胞の中に入れてやると、みなさん方がまたできることになります。それが情報です。もちろん細胞の中に入れてやらなければただの粉です。

われわれが扱っている相手は二つあります。一つは停止したものとしての情報。もう一つはひたすら変わっていくものとしてのシステム。言葉というのはその情報の方に属しています。

†スルメからイカがわかるか?

現在の科学は、専門の科学者によって運営されています。じつはこれが大きな問題なのです。専門の科学者というのは、論文を書く人であって、生物学者であれば生物を題材にして論文を書く。生物を題材にして論文を書くことが必要なのです。論文を書かなければ学者として認められず、評価されない。研究費がこない、仕事にならない。だから論文を書くのです。

ところがその作業をよく考えてみると、論文を書くというのは、生きたシステムとしての生き物を止めてしまうということです。ページに書いてある、論文に書いてある言葉の羅列を生き物だと思う人はいません。すでに生き物が情報となって止まっているのですから。

そのことをしみじみと感じるのは、患者と検査データの違いです。病院の外来に行くと、若い医者もいます。彼らの中にはパソコンの画面と検査の結果を書いた紙と、MRIとかX線の写真を見て、患者の顔を見ないという人がかなりいます。実際に、お年寄りのお母さんを連れて外来に行った娘さんがこうこぼしていました。「先生は診察している間に、一度も私の母の顔を見なかった」。

生きたものを扱えなくなっているのです。生きたものは不潔で、あてにならなくて、怖くて、ややこしい。でも、情報化したものはきれいです。言葉もそうです。紙の上にきれいに並んでいるから、処理がしやすい。それに対して患者はいろんな問題を起こす。診察している間中うろうろ落ち着かなかったり、急に怒り出したりとか、気に入らないことがいっぱいある。それに比べたら検査のデータというのは非常にきれいであり清潔です。ところがそれを生き物と錯覚しているところがあるんです。ここでも話がまったく逆転しています。生きているものはもうちょっと変なものなのです。

それでは先ほどのシステムというのは、そんなにあてにならないのかということになります。これは、いままでの、そしていまの生物学が一つ誤解している点です。誤解しているというか考えていません。生き物というのは動いている。しかしその動いているものを止めないと論文にならない。ここがポイントです。非常にやさしくいうと、イカをスルメにするのが生物学です。スルメとは止まっている対象物で、イカというのは生きている対象物です。

なぜそういう表現をするのかというと、私が解剖を長年やってきたからです。解剖をやっているあいだ中、「あんた、人間加工して、人間のこと研究してるっていってるけど、それはスルメからイカを考えてんじゃないの」といわれ続けました。もっとはっきりいう人は「スルメを見てイカがわかるか」と表現します。

私が大学に入るまでぐらいは「大学に行くとバカになる」というのは世間の常識にあったのですが、このことがいまになってよく分かりました。イカをスルメにすること、つまり生きて動いているものを止めることはうまくなる。そして止まったものを、情報処理することは非常に上手になる。しかし生きているものそのものに直面するというか、そういうものをほんとうに相手にして扱うということは下手になるような気がします。

†個性の成り立ち

若い人はとくにそうだと思いますが、自分の心というのは自分だけのものだと考えているのではないでしょうか。それで個性だとかオリジナリティだとかを主張する。たとえば学問をやるんだったらオリジナリティが非常に大事だと。しかし、ほんとうにオリジナルな考えで、ほんとうにオリジナルな感情で、ほんとうにオリジナルなことをしたら社会でどうなるか。そういう人を私はたくさん知っています。そういう人は全部精神科のリストに入っているというのが私の経験です。結局、いうことで、することで、感じることで、他人と共感しない限り、他人が共感してくれない限り、実は意味がないのです。意味がないどころか、しばしばそれは排除の対象になります。

だから、個性を求めるアイデンティティという言葉が英語のままカタカナになっていて、日本語にならないのは、当然のことなのです。日本の文化の中で若い人に個性とかアイデンティティ、自己というものを求めるのはおかしいのです。日本ではむしろ「師匠のやるとおりにやってみろ」といいます。お稽古《けいこ》ごとをやった人は誰でも知っているはずです。お茶であろうが、お能であろうが、鼓であろうが同じです。

師匠のところへ行って鼓を打ってみる。師匠は何というでしょうか。「ダメ」と一言。何ヵ月か練習して打ってみる。「ダメだ」。まだダメなのです。それでその何回目かぐらいに、または一年目か二年目に、ある日師匠が「良し」という。本人は何で「良し」といわれたのか分からない。でも、まぁ、これでいいなら……。そういう調子でやっていくのです。そうやってマネしていくと、絶対におたがいにマネができないというポイントがいずれやってくる。師匠にしてみればどうしても弟子を変えることができないし、弟子にしてみればどうしても師匠のマネができない。これが両方の個性です。そこまでつめないと個性というものは生まれてきません。これが本来日本でいっている個性なんです。

経験的に個性を定義していけば、ギリギリつめたところで成り立ってくる他人との違いであって、それ以外は日本語と同じでまったく共通です。人間の脳というのはそういった意味で、共通性を高めるようにプレッシャーをかけてきたのです。

だから数学や哲学が最初に学問で出てきました。ソクラテスが典型的ですが、哲学とか数学は、論理的につめていったら相手がそれを認めざるを得ないという力を持っています。これを私は強制了解といっています。つまり、何かをいわれたときに、それは共通の了解性を持たなければいけない。

次に、それがもう一段進んで、数学や哲学の学問が尊敬されたのはどうしてか。強制了解性を持っているからです。「お前もそう思っているなら、これは分かんなきゃダメじゃないか」。こういうことがいえるような言葉を使っているのです。

その強制了解性が更に進むと何になるか。それが自然科学です。科学は「実験室でこうなっているのだからしょうがない」ということで更に強制できます。数学とか論理とかだけであれば「それは理屈でしょう」と横目で無視できます。しかし自然科学は、現物を作ってきて「ほら、動くじゃないか」といわれると、これはもうバンザイするしかありません。そういうふうな形で人間の社会というのは進んできたというか変わってきたのでしょう。

自然科学は別ないい方をすれば権力ともいえます。この権力にはいろんな現れ方がありますが、要するにそれは他人を思うようにしようとする気持ちです。そういう動機で科学をやっている人は少ないでしょうが、科学がしばしばそういうふうに使われるということについては注意が必要です。

†インプットとアウトプット

心について議論するときは意識の議論をしなければなりません。ところがその意識というのは、定義が難しい。だから議論の対象は言葉になります。たとえば、ロボットに言葉を持たせられるかという話として考えてみましょう。今までの文脈でいえば、人間と共通の表現形式を持たせることができるか。そういう問題になります。

先ほど述べたように、論理ができてくるときの言葉のでき方というのが、もう一つ問題です。その問題自体が脳の問題なのです。

言葉、とくに近代言語には大きな特徴があります。目から伝わっても耳から伝わっても同じなのです。つまり耳から聞いても日本語で、文字を読んでも日本語。目から入っても日本語で、耳から入っても日本語。少し考えてみるとそんなめちゃくちゃな話はありません。耳から入ったものと目から入ったものとはまったく違うものです。目をつぶってみればすぐ分かります。目から入ってくる入力と、耳から入ってくる入力は、ふつう、一致しません。

緑の身体をしていて羽が透き通っている蟬はミンミンゼミ。羽が茶色で身体が黒いのはアブラゼミ。ミンミンゼミはミンミンと鳴く。羽が透き通っている蟬がアブラゼミみたいにジーッと鳴いて、羽が茶色い蟬がミンミンと鳴いたって、ぜんぜん問題はない。

つまり、見えている姿と聞こえている音に必然的な連関はありません。ところが言語はそれを完全に、必然的に連関します。仮にロボットが人間に近いようなシステムを持つとすれば、それはまったく違ったセンサーから入ってきた情報を同じルールで扱うということです。まさに言葉はそうなのです。「キ」という字を書いても「キ」という音を出しても、同じ「キ」を意味している。そういうシステムを作ることができたら、それはある意味では言語に近いものができたということになります。これは外部的なものです。

外部からロボットが心を持っているように見えるということはどういうことでしょうか。ロボットに意識があればこういうふうに動くだろうというのをわれわれはある程度知っています。そこでそういう状況を想定して、その中でそういうふうな行動をするものを作る。心があるかないかは別にして、外から見て、心があるかないか分からないというぐらいのものを作る。それをつめていったら意識があるのと同じことになります。

外部的にはそういうアプローチの仕方があります。内部的と外部的の両方の面から「ロボットに心があるかないか」ということ、あるいは作ることができるかできないかを議論できるのです。

それはちょうど私どもが他人を見ているのと同じです。つまり自分の頭の中では内部的自分がどうこうなってということが、ある程度分かっている。そして他人に対してもまったく同じように考えるというふうに想定している。そこに非常に大きな誤解があるのはご存じのとおりです。自分が考えるように他人が動くとは限らない。つまりよく分からない。この辺に誤解というか「ぶれ」があるのはあたりまえなのです。

†言葉には具体性がない

われわれはごく普通に言葉を使っています。しかしその言葉というものには、ものすごく具体性がない。たとえば「私んち」とか「うち」という言葉は通用しますが、「うち」という言葉は一人一人が使っている。ちょっと考えてみましょう。みなさん方のほとんどが「うち」といっても分かると思います。しかしその「うち」は全部住所が違って、家としての形が違って、家族が違っている。それなら「うち」という言葉はどうして成立するのか。このぐらいに共通点の少ないものなのです。

一方、動物が意識している「うち」というのは、はなはだ具体的な「うち」だと私は思っています。家族はこれとこれとこれのメンバーで、場所はここ。そうすると動物が「うち」という概念を理解しないのは当然になってきます。おそらく私んちを「うち」というと、お前んちは「うち」じゃねぇっ、と犬はいうでしょう。そういう意味では、人間の場合は七割ぐらいが抽象化されています。そもそも言語自体が非常に抽象化されているのです。

私は、犬の知能とか猫の知能とかの方が、ある意味で分かりやすいから好きです。彼らのやっていることを見ると非常に具体的です。これに対して私の話はよく抽象的だといわれます。でも私は、普通の人がいっている具体的なことの方が、よほど抽象的だという印象を持っています。たとえば、課長、部長、社長。あんなものは人間の約束事で、会社が潰《つぶ》れてしまえばゼロです。そんなことをしゃべっているのはもちろん抽象的なのですが、そういうものについていろんなことに拘《こだわ》っているのも、これもまた私から見たら全部抽象的な話なのです。「犬は何を考えているのか」というのは非常に具体的な話です。だけど「犬なんていうのはどうやって考えているのだろうな」と犬の顔を見ていると、それを見ている人は「あいつなんか哲学やって抽象的なこと考えてるな」と思うらしい。具体や抽象というのは、うっかり使うと話が混乱するのです。

言葉というのは、あたりまえのようで手《て》強《ごわ》い。そこで先ほどのロボットです。言葉や心の問題も含めて、ロボットを考えるついでに、自分のことをお考えいただいたらよいのではないでしょうか。ロボットというのは、人間の似姿です。それを見て自分を反省しろというのが、私の根本的な意見です。ロボットというのはじつは最終的に教育的意味が一番高いのかもしれません。

第二章

意識のはたらき

養老孟司・茂木健一郎

I　言語と同一性

†言葉と意識

茂木　「言葉の外はない」というような言い方をする人がいますが、こういう言い方についてはどう思われますか？

養老　初めに言葉ありきとかね。言葉にならないものは存在しないと。それはある一面の真実ですね。

茂木　この問題を出したのは、養老さんのよく使われる言葉で言えば、脳化社会ということとの関係が気になるからです。人工の空間の中の自然物があったとしても、それはあたかも存在しないもののように脳が扱う。これが脳化社会ですね。このことと同型な問題として「言葉の外はない」という言い方があるのかなと、思ったわけです。

養老　それに近いんですよ。つまり言葉というのは意識に非常に親和性が高い。同じものとは言えないにしても非常に高い。ラフに言えば、日常的には意識と言葉というのはほとんど同義に扱ってもいいぐらいに似ているわけです。だから僕が初め考えていたのは、言葉というものはどうしてできるんだろうということ。できるというときに、普通はコミュニケーションからと考える。だから言葉の起源はというと「毛繕い」とかすぐ言う人がいるんですよ（笑）。

たしかにコミュニケーションは外的側面ですけど、一方には内的側面がある。だから脳の中でどうやって言葉ができてくるかということはやはり重要な問題だと思うんです。それが説明できないと、いくらコミュニケーションが発達したって、自然選択になってしまう。自然選択は絶対に起源を説明しないんです。選択は外的要因ですから。だけど言語の起源そのものは、根本的には内的要因なんです。

言葉の起源について、ここでそれなりの答えをまずは出してしまいましょう。乱暴にいうと、言語というのは、異なる感覚の間の連合ということです。つまり文字を使っても、こうやってしゃべっていても同じ言語だというところに起源の手がかりがある。どんな感覚から入っても、文法は同じ。そうすると、脳の中の言葉の起源は、どうやら異なる感覚の連合にあるらしいということになる。

異なる感覚の連合を行うのが、人間の意識ですから、意識と言葉というものは、やはり親和性が高いらしいということになるわけです。

†「リンゴ」が「リンゴ」であること

養老　それとは別に、ごく普通に言語というものを基礎的というか日常的なレベルから考えると、リンゴならリンゴというのがあったときに、非常に不思議な感じがしてくるんですよ。たとえばリンゴという言葉がどうして通用するんでしょうか。「リンゴ」という音自体は、それを喋《しゃべ》る人によって違うのに。人によって全部違う音を出しているのに、我々はそれを一応あるルールで同じものとして認めている。だからリンゴという言葉は、辞書に書くことはできる。

　それで辞書に書かれたリンゴという言葉を見ると、今度は新聞に書いてあるリンゴと活字が違う。にもかかわらずそれは同じリンゴなんです。でも字を書けば全員が違うリンゴって字を書くんですよ。

茂木　確かに、字がうまい人もいれば、へたな人もいる。一人一人の筆跡が違うからこそ、クレジットカードのサインという認証の仕組みだって成り立つわけですからね。

養老　なんでそんなに違うのに、リンゴという言葉は言葉として成り立つんだという疑問が生じてきます。単に机にリンゴがあるという状況を考えただけでも、すぐ分かるのは、まず最初に、あれがリンゴだと思っている、という人間の認知のしくみがあるということです。

英語だったら There is an apple on the table というときに、an apple は、どちらかというと、頭の中のリンゴを指しています。そのリンゴを実際に手にとって齧《かじ》ってみたら蠟《ろう》細工だったというときには、the apple になる。その場合は、外的存在としてのリンゴというふうに一応素直に考えている。だからそこで冠詞、不定冠詞と定冠詞の使い分けをしているんですけど、その場合の使い分けは内側から外側に出たという話ですよね。

このように、内的存在としてのリンゴと、外的存在としてのリンゴというように整理すると、少しは話が分かりやすくなると思います。すると今度は、そもそもリンゴの同一性とはなにかという話になります。たとえば、昔食べたリンゴと今目の前にあるリンゴは同じなのかどうかといった問題です。

そもそもリンゴの同一性とはなにかを考えはじめると、リンゴと言っているときに、外にあるリンゴと、我々が考えるリンゴが混同されているのではないかという疑問が生じてきます。頭の中でリンゴというものについて考える時に、脳の中に起こっているあるプロセスがあって、意識は「リンゴはリンゴ」だと、あらかじめまず決めているのではないかということです。

そもそも、意識、とりわけ、その典型である自己意識は、自分が自分であるという同一性を保証するのが重要な機能であると考えることもできる。「俺は俺だ」ということを保証する。デカルトの、「我思う故に我あり」の「コギト・エルゴ・スム」というやつも、そういうふうにとれないこともない。コギトとは、意識の定義でもあるし、同一性の定義でもある。そして同時に「コギト」というのはそれ自身が一つの言葉ですから、あそこで意識や同一性の問題とからめて、そもそも言葉が使えるということはどういうことかということをデカルトが再定義している、そういうふうにもとれるわけです。

†同一性と意識

茂木　なるほど。その視点は面白いですね。デカルト自身は、言葉の意味がなりたつそもそものしくみを、どれくらい自覚して、『方法序説』を書いたのかわかりませんが、ヴィトゲンシュタインやソシュールのような人たちが出た後で、言葉ということについていろいろ考えざるを得なくなっている現代の私たちとしては、今養老さんの言われたような読み方をするのが、ある意味では必然かもしれませんね。

養老　だからそういう意味で、同一性というのはじつは意識に起源があって、いってみれば意識のある種の属性みたいなものであると考えるわけです。そうすると、そのような意識の属性は、言葉を成立させるために非常に重要な条件になっている。そのような条件があるからこそ、「リンゴ」という言葉が使えるわけです。

たとえば、今日リンゴ園に行ってリンゴについていろんなことを学んだとしましょう。リンゴのイメージが変わってきますが、それでも相変わらずリンゴと言いますよね。一応、言葉は変えないという約束事になっているんですよ。イメージが違ってもリンゴなんです。それが言葉に関する基本的な約束事ですね。そんなことを考えれば誰にでも分かるんです。自分の奥さんだって、年取ってずいぶん変わった（笑）なんて言っても、これはやはり自分の奥さんだと思ってるわけですから。奥さんが年取っても奥さんだと思っていることの基礎に何があるかといえば、同一性でしょう。

ところが実際に外的世界を吟味していくと、絶対に差異が出てきてしまうんです。差異が出てこない場合でも、本当は差異があるかもしれないけど、まだ差異が分からないというしかないんです。その、本当は差異があるかもしれないものを、私たちは乱暴にいくつかの言葉でくくってしまっている。そのようなことを考えると、言葉の基本というのは、同一性なのではないのでしょうか。

恐らく同じことを言っているのは、プラトンだと思います。プラトンのイデアというのは、じつは言葉そのものです。イデアとは概念だとか、観念だとかいろいろといいますけど、イデアという代わりに言葉といってしまっても似たようなものなんです。ただしその場合のイデアというのは、内的なものです。つまり頭の中にある像だから観念になるしイデアになる。そうするとそれは言葉とほとんど同じです。

たとえば、「人」のイデア、つまり「人」という言葉は完全無欠な人を指していて、全ての人の属性を備えていて、なおかつ誰もがそれに当てはまるというものを考えていた。そして個々の具体的な人間は、必ずそれについてなにか不完全な部分を持っているというふうに考えたわけです。しかもプラトンは、そのイデアの方が実在すると考えた。

†外側の世界と内側の世界

養老　プラトンの持つ実在の感覚は、数が実在していると思っている数学者と同じです。数学者というのは、数が実在すると思っている人たちです。同一性、アイデンティティの問題を考える時にも、1のアイデンティティ、2のアイデンティティと、数字のアイデンティティは基本になります。数字は確かにみな同じで、1は1。逆に言えば同じにするために

1を使っているんですよ。同一性の問題を別の方向に振ると、数学みたいなものができてくる。数学というのは観念を動かすわけで、脳の中の操作なんです。数学が脳の中の操作だということは当たり前の話です。実験室で数学をやっている人はいないんですから。

数学の基礎となっているのは論理であることを考えると、意識的な過程としての言葉と論理というのはつじつまが合ってくる。どちらも同一性が基礎になっている。同一性というのは、意識の持っているある種の属性です。意識の形容詞のようなものなんです（笑）。もっとも、それを前提にして、そんなことはアプリオリに分かっている、などと言うと怒られるのですが。意識が、自分は自分であるという自己同一性（セルフ・アイデンティティ）を保証するとともに、言葉を成立させ、論理を成立させているわけです。

そんなことを考えながら外的世界の吟味を始めた瞬間から、すべてがばらけてくるんです。差異の連続になってきます。それでヘラクレイトスになって万物流転、平家物語になって諸行無常になっていく（笑）。

茂木　たしかに、自然でも人為のものでも、意識の中で昨日と同じだ、と片づけているものでも、よくよく観察すると、今日は違ったものになっている、というのが、世界の実相かもしれませんね。

養老　このことを説明するために、絵を描いたんですよ。輪っかみたいなものを描いて、輪っかの一面には外の世界が張りついていて、もう一方の面には内側の世界が張りついている。そうすると、両方の世界とも、外部から観測すれば変転して止まないんですよ。脳の中だって変転して止まない。そして脳の外も宇宙の方も変転して止まない。水一つとっても、ブラウン運動をしてどうにも止めようがないんです。そうするともう、万物は動くに決まっているわけですよ。だけど、人間の認識の問題としては、そういうものを基本的に停止させないと話にならないという問題があるんです。流転する万物にはまっている「たが」が同一性としての言語ですよね。

そういうふうに考えると、言語の重要性が逆に見えてくるわけです。言語の外に何もないんじゃなくて、要するに言語以外には使いようがない。そう思えばそういう言い方にも聞こえるんです。

そんな視点から言語の問題を考えると、とても面白いんですよ。

この話を始めると、みんななかなか聞いてくれないんですけど。

茂木　そうですか。私は、さっきから感心してうかがっておりましたが（笑）。

養老　たいてい、みんな途中で口をはさみたくなるんですよ。みんな言語を分かっているというか、自分も考えたことがあると思っているんですよ。ところが、今お話ししたような同一性に関する根本的な話はあまり聞いたことがない。そういう話はなかなか出ないんです。同一性の話はあんまり当たり前なことなので、すでに良く知っていると思ってしまうんですね。

次に問題が起こってくるのは「今言っている話は全部お前の意識の中での話だろう」という形で、全てを主観の話としてとらえてしまうということです。以前、あるシンポジウムに、舞踏をやっている人がきて、踊りの後に「身体の内と外」という話をしたんですよ。その時にふと思ったんですが、「同じ・違う」とか「内・外」とか「いる・いない」とか、そういうことは一見世界を正反対の二つの二元論でクリアに捉《とら》えているように見えるけれども、実際のところどうなんだ、と考えはじめると、いろいろむずかしい側面が出てくるということです。

茂木　脳科学をやっている人間も、自分の身体の内側と外側というのは、最初から分かり切っていると前提にしてしまうところがあります。ところが、すべてはそもそも神経細胞の活動から生み出されている意識の中でとらえられているものだ、という根本からスタートすると、そのような身体の内側、外側という二元論的な世界の切り分け方自体が、何なのかよくわからなくなってくるんですよね。数学者ならば、内と外を区別する、トポロジーのような考え方で整理するのでしょうけれども、そのような切り分け方がそもそもどう成立するかと考えると、むずかしい。

養老　そのように、「同じ・違う」、「内・外」、「いる・いない」といった基本的な世界のつかみ方の根本について考えていくと、いろいろやっかいな問題が出てくる。だから、いっそのこと、これらの属性は、人間の意識の持っている特性だと考えてしまうのが一番良いのではないかと思うんです。

茂木　ひょっとしたら、そのような世界の分け方が意識の属性として立ち上がっているのは、人間に限られた話ではないかもしれませんね。もちろん、人間の言語のような高度なかたちで発達しているとは限りませんが、多くの生物で、「同じ・違う」、「内・外」、「いる・いない」といった基本的な世界のつかみ方が成り立っていることは、うまく生きていく上で不可欠な要素であるようにも思われます。言葉が進化の過程でどのように生まれてきたのかは依然としてナゾですが、言葉以前の、養老さんが今お話しになった「同じ・違う」といった同一性にからむような認知過程は、そこがちゃんと成り立っていないとこの世界で生きていくのがむずかしいだろうということは、容易に想像できます。

ですから、もし「同じ・違う」といった世界のつかみ方が意識の属性だとすると、動物にも、原始的なものかもしれないけど意識があるということになるのかもしれません。たしかに、そういう視点から言語の問題を論じた議論は、今まで見たことないですね。

†発生における制約

養老　みんな同一性の問題など、分かり切っていると思っている。だから、この話は、ゆっくり聞いてもらえないんですよ。「養老は落ち着け。俺がしゃべるから」と言って（笑）。

茂木　途中から何か言いたくなるんですね（笑）。

養老　そうなんですよ。だから結構難しいんです。上手に言うのは（笑）。

おおざっぱにいえば、いま考えている言葉の問題というのはひとつはそこなんですね。いろいろ応用ができるんですよ。世界全体が動いているんだけど、言葉というのはそこにはまってる「たが」ですから。そうすると、むかしの人がいってることがよく分かるんです。「言葉はあんまり使うもんじゃない」とか「黙ってろ」とか。そういう話というのは、言葉は非常に動かしがたいものであるというところからきてると思いますね。

言葉というのは、確かにそれ自身が動かしがたい。同一性だから、うっかり動かせないんです。リンゴのイメージが変わったからって、「リンゴ」という言葉を変えようというふうにはいかないんですよ。言葉を使って生きるということは、言葉を成り立たせているそのような制約に自分の脳を合わせるということになるわけです。

言語を持たない子供は確かにいますけど、そういう子供だって考えてないわけではないんです。能力的には、いろんなことができますよね。だけど、ある年齢を過ぎるともはや言語が獲得できなくなる。どうして言語ができなくなるのか。おそらく脳が反応しなくなって、その種の制約をもうかけられないんですよね。要するにある種の制約がかかることが、脳が発達して、言葉を獲得する上で重要だということになる。

僕はむかし、発生をやってたんですよ。発生時にかかる制約が、発生過程の結果として出てきたのか、逆に制約があるから発生が進むのか。そこら辺の因果関係というのは難しいところがあります。

茂木　発生のように、複雑なシステムが次第にできあがってくる過程については、科学はその本質をまだ解明できていないですよね。養老さんの言われるように、制約のかかり方と、その制約の中での発達が新たな制約を生み出すという関係は、とても重要な問題ですが、まだほとんど分かっていない。

養老　発生をやっていて一番いやだったのは、小さく区切ってもそこに発生の全体の問題が全部入ってしまうところです。つまり卵細胞が割れて細胞数が増えるまでのプロセスと、一個の細胞が、たとえば胃袋なら胃袋になるプロセスとが同じなんです。もう一ついやだったのは、発生は基本的に実験による解明がしにくいということです。経験的には卵細胞が分裂していって大人になることは分かっている。一体そこに、どういうふうに実験が絡んでいけばいいのだろうと。

結局、遺伝子みたいなシステムを持ち込んで、遺伝子の振る舞いと発生上の胎児の振る舞いがパラレルですよというような話をするんです。そのようなやり方は、因果関係としての科学じゃないんですよ。これはまさに解剖なんです（笑）。つまり、死んだ人を言葉に置き換えているというのに近いんですよ。

なんかおかしいんですよね。翻訳してどうするんだと。「翻訳したら分かることがありますよ」というのはたしかにあります。それは分かるんですけど、あなたの本当にやりたいこと、つまり発生を理解するということは翻訳することとか？　ということになってしまうんです。そこら辺が分からなくて、結構悩んだんですよ。

発生もそうですけど進化も本当に難しいですよね。ある意味では同じことですから。つまり時間と共に形が変わっていく。発生過程を経ないと表現型もできあがらないんですよ。だから発生学者から見れば、進化というのは発生過程の変更なんですよね。形態形成過程の変更に他ならない。だから生きた化石というのは、形態発生、個体発生過程が変更されなかったものです。

形態形成に関わってくる遺伝子はすごく少ないのではないかという話がよく出ますよね。これは多分少ないんですね。わずかなバリエーションしか許されないから。そのわずかなバリエーションの中で、進化して来たのが人間で、あまり変わっていないのがシーラカンスなんです。

茂木 発生や進化のしくみについて考えていると、先ほどから問題になっている自己同一性は、もちろん言葉の問題でもあるけれども、同時に、もう少し普遍的な問題のような気もしてきます。言葉が、リンゴだったらリンゴのように基本的に同一性を保ちつつも、長い年月の間には少しずつ意味が変わっていく、ということと、進化の過程で形態形成の基本的な道筋が変わらないまま、許される少しのバリエーションの中で気がつくと大きな変化が起こっているという問題は関係しているように思われますね。

†「いない」ことは証明できるか

養老　「内・外」と「いる・いない」の話に戻りましょう。筑波《つくば》山とアゲハチョウを例にとって考えてみます。「筑波山にアゲハチョウがいる」という話はたいていの人は納得するんですよ。標本一匹持ってきても納得する。非常にいい加減な納得ともいえるんですが、ともかくそこで問題なくなるんですよ。だけど、「筑波山にアゲハチョウがいない」というのは途端に問題が起こるんですね。普通の人の中でもそうです。そんなはずはないという話になる。「お前の蝶《ちょう》の採り方が下手だ」とか「老眼だ」とか「目が悪い」とか、そんな話になってくる。

それじゃあ、筑波山にアゲハチョウがいない、ということを証明するために僕はなにをしなければならないかというと、しかたがないから筑波山に行って、地図に五〇メートル間隔のメッシュを掛ける。そのメッシュをしらみつぶしに調べて、卵もなければ幼虫もいない、山椒《さんしょう》もなければミカンもない、カラタチもない……とやらなければならないんです。

でも、それは完全に誤解なんですよね。どこに誤解があるかというと「筑波山にアゲハチョウが……」と言ったとき、そこまでの文脈の中に、聞いている人の頭の中には、筑波山とアゲハチョウのそれこそイデアが浮かんでいるわけですよ。そのような準備ができた時に、「いる」という話は一切矛盾が生じないんですよ。

でも「いない」と言った瞬間に、頭の中に出てきたイデアをどうしてくれるんだということになる。「いない」の証明はできないけど「いる」の証明は簡単だというのはそのことです。

このことは、「同じ」と「違う」の問題にも関係しています。ライプニッツは二つの物があって、全ての質性についてそれが同一であれば、同一だといいました。それは外部的に同一を定義しようとしたからです。具体的に考えればすぐにわかりますが、全ての点について外界の事物を同じだと証明することは不可能です。

男と女の目玉は同じか違うかという質問を、ある教授が考えついたとしましょう。大学院生を二つのグループに分けて、「お前は同じであることを証明せよ」「お前は違うことを証明せよ」といったら、それぞれの仕事はどうなるか。「違うことを証明せよ」といわれた学生は、あっというまに証明して帰ってきます。男と女では染色体が違うんですから。ところが「同じであることを証明せよ」といわれた学生は、死ぬまでに終わらないか、違うという証明に辿《たど》り着いて終わるかのどちらかです。つまり、「同じ」であることを実証することは、事実上不可能ということになる。

「同じか違うか」と「いるかいないか」は、同じ構造をしていて、同じ問題に引っかかっているんです。「正しいか正しくないか」「いいか悪いか」というのとは意味が違う反対語になっているんです。いわゆる「論理的反対語」というのでしょうか。ここで問題になっているのは、意識そのもの、あるいは言葉そのものの性質にかかわることなのです。

　このような意識の性質は、乱暴な話、自分は自分、他人は他人と区別しておかないと生存する上で困る、といった事情から生じてきたのかもしれません。

茂木　自分自身が、組織体として発生してくる、その中で、自分の身体の「内」と「外」を区別しなければならない。自分が他人と「違う」こと、目で見える範囲内には、とりあえず敵は「いない」こと。そのような、生きていく上でどうしても避けられない、「生の論理」のようなものから、「同じか違うか」、「いるかいないか」というような概念的区別が生まれてきたのかもしれませんね。

養老　そうですね。その意味では、「同じ」、「違う」、「いる」、「いない」といった言葉は、同じ言葉といっても、性格が違う。僕はその例としてリンゴを言ったつもりなんです。「リンゴ」と言った時に、人間は外的なリンゴとイデアとしてのリンゴの両方があるのを知っているから、すでに単語そのものが二面性を持ってしまっている。ところが「内」とか「外」とか、「いる」とか「いない」とかという話は、その単語そのものがどうも二面性を持たないような気がするんですよね。「いる」の内面とか「いる」の外面とかいうのは非常に曖昧《あいまい》になってくる。リンゴなら分かるんですけどね。そこら辺に秘密があるような気がしてるんですよ。

茂木　「いる」と「いない」、「ある」と「ない」とかは、意味の成り立ち方がそもそも非対称な感じがしますね。

養老　そうなんですよ。

†主観と客観

茂木　「内」と「外」の問題ですが、脳に関して言えば、そもそもある人の脳の神経細胞がつくりだす世界を「外部」から見るか、つまり、他人の心の問題として見るか、それとも「内部」から見るか、つまり、自分自身の体験として感じるかは歴然と違います。そのようなことがあるので、自他の区別に関して言えば、私たちはどうしても二元論的になってしまうのかもしれませんね。

「内部」から見るいわゆる主観の立場を徹頭徹尾、消去して、外部から見ることのできる、あるいは人と人との間で共有できるいわゆる客観の性質だけにもとづいて世界を理解しようとしたのが、物理学だということになるかと思います。ところが、養老さんのおっしゃるように、そもそも客観的世界と呼んでいるものたちにおける「同一性」も、私たちの「内部」からの体験にもとづく主観にもとづいて構築されているがために、客観的な世界がそもそもどのように成り立っているかを考えはじめたときに、いろいろ妙なことが起こってきます。たとえば、質量のような、客観的な世界の性質が、そもそもどのように成り立っているかと考えつめていった時に、そこに、主観的な世界をつくっている同一性の問題と結局同じ問題が現れて来ますね。

養老　質量という言葉、僕は絶対飲み込んでないですよ。むかしから。質と量くっつけた言葉ってどういう意味なんでしょうね（笑）。誰が訳したんだろう。むちゃくちゃな言葉を作りましたよね（笑）。

茂木　よく考えて、訳語を決めたんでしょうけどね。

養老　つまり外部的な物事を調べている限りは必ず差異が発見されてしまう。だから原子論が、やがてもっと小さい構成要素からなる素粒子論になるのは当たり前なんですよね。原子は全て同じだというふうに仮定して調べていくと、やがて違うことが分かってきますから。要するに同じだということは何を言ってるのかというと、現在のところ、差異を発見する手段がないというだけなんですよ。同じと言われている素粒子だって、よくよく調べてみれば、違うところが見つかるかもしれない。それこそ経験科学的に言うとそうなります。

そこで、人間の内面的な認識において、同じかどうかわからない素粒子が同じだという話に急になるのは、詐欺じゃないかということになる。そういうことを突きつめると、結局物理の中にも内的言語と外的言語の両方が出てきてしまう。

ただ物理の人はどちらかというと、外的言語の世界で、外的記述だけを扱ってると思ってるのかもしれませんね。だから、内的言語と外的言語の関係に引っかかってくる、いまのような議論を嫌がりますよね。物理というのは、確固とした基盤を持ったものと、たいていの科学者は思ってますから。

茂木　僕は、若いときはがちがちの物理主義者でした。養老さんの言われる、外的言語で、世界の全ては記述できると思っていました。それが、三〇歳をすぎた時に、電車に乗っていて、その時聞こえていたガタンゴトンという音について、それを周波数がいくつとかいう風に普通の物理学のやり方で解析しても、音の質感自体には到達できないということに気がつきました。のちに、その問題が、感覚を構成する質感、クオリア（qualia）の問題として議論されているということを知って、意識の問題について考えはじめたわけですけど、その過程で、物理主義が基盤としている、確固とした世界観というのを疑わざるを得なくなりました。でも、その物理主義に対する対抗軸をどう設定するかというのは、戦略上よく考えなければならない。自己同一性の話というのは、意外とその対抗軸の種になるかなぁと思うんです。養老さんの言われる、意識が同一性を保証するメカニズムを徹底的に考えると、そのあたりが突破口になるのではないかと考えているのです。

養老　物理法則は、客観的な実在としてあるわけではなくて、あくまでも人間の脳がつくりあげたものですからね。

茂木　そうですね。その人間の脳も、また物理法則にしたがう物質である、というところに、話がぐるりと回るというか、とても面白い側面があって、そのあたりを私は一生懸命考えているのです。

II　コミュニケーションと強制了解性

†言葉における個人差と強制了解性

養老　言葉の問題については、分かってない部分が非常にたくさんありますね。一つはその個人差ですね。古舘伊知郎《ふるたちいちろう》さんと一緒に「脳」についてのテレビ番組をやりました。自分の脳の磁気共鳴画像を撮ったんですよ。

古舘さんが装置の中に入って実況放送を頭の中でやりました。そのときに脳がどう動いているかを実際に測ってもらったんです。普通、言葉は左脳が働くんですが、彼は左右両方動いていて、しかも右脳の方が強かったんです。

脳梁《のうりょう》というのは脳を真っ二つに切ったときに、左右の大脳を連絡する役割を果たしている構造で、後ろがちょっと太くなっているところを、脳梁膨大部といいます。この脳梁膨大部は普通、楕円形《だえん》にちょっと膨らんでるだけなんですが、古舘さんの場合は、まん丸でパンパンになっていたんです。

茂木　古舘さんの場合、それは生まれつきなんでしょうか？　それとも、長年の修練の結果そうなったんですかね？

養老　古舘さんの場合、脳梁膨大部がもう膨らむだけ膨らんで、これ以上膨らまないというそういう状況なんです。丸くなるというのは、中から圧がかかって、外に押し出されているわけですが、あそこが非常に大きいのは、気質的なものだと思います。

　言葉については、当然、性差もあります。女性の方がおしゃべり上手であることは、はっきりしています。

茂木　言葉は、個人差があると同時に、万人に共通にかかわってくる問題もありますね。養老さんがよく挙げられる強制了解性の問題もそうですね。言葉というのは、私たち一人一人に、ある了解の枠組みを強制してくる。そこからこぼれ落ちた人は、人間の社会の中で生きにくいところがある、そういう話をされますね。

養老　言葉ができない人というのは、今の人間社会では徹底的に排除されるはずですね。われわれはそういうことを意識していませんが、言葉ができない人に対して、われわれの社会は普通に受け入れるということをしていませんよ。そうでしょう。言葉ができない場合は、能力がない人になるからという理由ですぐに施設に入れてしまいます。

茂木　少し違った側面から見ると、日本人が英語ができない、ということにコンプレックスを持たざるを得ないのも、英語中心の世界で、英語ができないということが、「英語クラブ」のメンバーから見れば、まるで人間以前のように見えてしまうという状況があるかもしれませんね。もちろん、英語という言語自体が特別な意味をもっているわけではなくて、もしチェコが世界の中心としての地位を占めてたら、チェコ語をしゃべれないわれわれは人間扱いされなかったはずですし。

養老　相当頭のいいチンパンジーを選んで、相当頭のいい先生が一生懸命教えたって、覚えられる言葉はたかだか数十語です。そうすると、チンパンジーはバカかというと、それが結構立派な知性を持っているんですよね。

ご存じだと思いますが、心理学者が昔に行った実験で、チンパンジーを檻《おり》の中に入れて、そこに箱を二、三個置いておいて、手が届かないように天井からバナナを吊《つ》るして、箱を積んだら取れるというものがありました。箱を積むかと思って観察していると、チンパンジーは何もしない。そのうちバナナに気がついて、欲しいなと思ったらしいのだけれど、箱を積むことはしないんです。しばらくすると、実験を行っている教授の方を向いて、何か訴えるんですね。教授は心配になって、檻の中に入ってどうしたんだってそばへ寄って行ったら、そのチンパンジーがいきなり教授の肩から頭の上に飛び乗ってバナナを取った。どこがバカなんですか（笑）。

†感情が生み出すもの

茂木　私が、最近とても興味を持っている問題が、私たちの言葉は、ロジックによって生み出されるというよりは、根本に感情があり、ある感情を持つと、あとは勝手に生成されてしまうものなのではないかということです。ここで言う感情は、喜怒哀楽のようなはっきりしたものとは限らないで、「何となくこんなことを言おう」という気分を含めた普遍的なものなのですが。

そんなことを思うきっかけになったのが、養老さんもご存じの〝カプグラの妄想〟です。

カプグラの妄想は、妻、夫、子供などといった自分と非常に親しい人が、突然まったくの他人のように思えるという症状です。たとえば、自分の妻は、確かに本物の妻そっくりに見えるが、実はエイリアンであるとか、ロボットであるとか、そういうとんでもない妄想を作り上げてしまうわけですね。どうしてそういうことが起こるのかと言うと、その人に接すると通常生じるはずの親しみの感情が、脳の中で生み出されない。確かに本物の妻のように見えるけれども、親しみがわかないという、感情のレベルのずれが生じるわけですね。その感情のレベルのずれが合理化される過程で、普通の人ならば思いつかないような独創的な（笑）妄想が生まれる。おそらく、本人は、苦労して妄想を作り上げているという感覚はなくて、妄想の方がかってに生まれてくる、というのが実態であると思われます。

感情が言葉を生み出すメカニズムは、このようなカプグラの妄想のメカニズムと似ているのではないかと考えているのです。

養老　なるほど。ラマチャンドランも、『脳のなかの幽霊』（角川書店）の中で書いていますね。ある青年が交通事故でそういう症状が起こって、「お父さんが宇宙人だ」と訴えるようになった。どう見てもお父さんなんだけれど、会うと「お父さんじゃない」と言うんです。ところが、電話で話すと間違いなく実の父親なんです。

それはどういうことかと言いますと、視覚で相手を見たときに、それが感情と結びつく経路が壊れてしまったんですね。聴覚の経路は壊れていないので、お父さんの声を聞いたときには、その声が感情と結びついて「本当のお父さんなんだ」ということになる。

顔を見ると、本当だったら父親に対して起こるはずのさまざまな親しい感情がいっさい起こらないので、「どうもこいつはおかしい」となるわけです。これに似た家族の話が、手塚治虫さんの漫画にありますよね。宇宙人が子供を実験材料にして、周囲の家族が全部宇宙人なんです。周囲の人間に違和感を持つというのは、そうでなくても人間が割合に持ちやすい感情なんです。被害妄想と同じです。

茂木　カプグラの妄想に極端な形であらわれている感情の合理化の過程は、私たち人間の創造性のメカニズムに深くかかわっているのではないかと思います。

もう一つ、感情の合理化が新しいものの創造としてあらわれる、極端な事例が、いわゆる「解離性同一性障害」（多重人格）ですね。

一人の人の中に、複数の人格のパーソナリティー、記憶の詳細なデータがあるというのは、ちょっと信じられないことのようにも思われます。たとえば『24人のビリー・ミリガン』（早川書房）で描かれている事例のように、一人の人間の中にエジプトの医者だとか、ドイツのエンジニアだとか、ものすごく細かいディテールにわたる人格のデータがあるわけですよね。そのような多くの人格の記憶が、私たち一人一人の生涯の体験の記憶と同じような形で収納されている、と言われると、直感的にはすごく変な感じがするわけです。

しかし、そのような一見奇妙な障害も、元々最初に、感情のレベルの分裂があり、それを合理化するために分裂を反映したディテールを後から作り出したと考えると非常に理解しやすいなと思うんです。おそらく、解離性同一性障害の人は、苦労してそれぞれの人格を作り上げているというよりは、基本的なレベルでの感情の分裂を抱えているために、その合理化の過程で、自分でも気がつかないうちに、さまざまな人格のディテールをつくり出してしまうのではないか。解離性同一性障害は、本人にとっても、周囲の人間にとっても、おそらくいろいろやっかいな問題を惹起するはずですが、感情がきっかけとなって新しいものが苦労なしに生成されるという意味では、人間の創造性とは何かを考える、重要なヒントを与えてくれるようにも思います。

†脳がラクになる

養老　茂木さんがおっしゃったように、「合理化とは何か」という問いはよく考えるんです。これは結局、自分の脳みそがラクになるということではないかと思うんです。

私は長年、東大に勤めていましたが、東大ではこういうことをしなきゃいけないと、一生懸命自分に言い聞かせてるんだということが辞めてみて分かるんです。辞めるととてもラクなんです。つまり、ああしなきゃいけない、こうしなきゃいけない、これをああしなきゃいけないと、自分に合わないことを一生懸命やってたということが分かるんです。

今の日本社会で、ちょっとどうかなと思うことに、事務があまりにちゃんとしすぎているということがあります。私が一番往生するのは、学会から講演依頼を受けた場合、事務局から「講演の要旨を出してください」と言ってくることですね。長いのになると原稿用紙五枚とかいうのもあるんですが、これから話すはずのことを書いてしまうと話す気がなくなってしまうんです。とくに最近は、前もってきちんとしてという風潮になっていますね。米原万《よねはらま》里《り》さんだったと思いますが、「成田で飛行機に乗った途端に体調の悪いの治るわ」と言っていました（笑）。

茂木　養老さんが時々言われる、未来のことでも、予定が決まってしまっていたら、それは現在と同じだ、というやつですね。なにが起こるか分からないからこそ未来なのに、なにが起こるか決まっているんでは、未来ではなくなってしまう。

養老　一番すごいのは学校です。シラバスを一学期分、一年分書くのは当たり前です。カレンダーを見て何月何日の講義には何をやって、この日にはこれをやってと、一日ずつ書くんです。途中で気が変わったらどうするんだろうと思うんですが、事務の方では出してくれと言うんですね。そういうことを仕事にする人がちゃんといますから、ちゃんとやらない方が悪いというような雰囲気なんです。そういうことに対して、年配の先生方は「嫌だ」と言っていました。そう思うのは当たり前のことです。自分たちは、その日の先生の気分で何が起ころか分からないという授業を受けてきてますから。本当は、その方が面白いんですけどね、私のような人間にしてみると。しかし、今はそうじゃないんです。ずっと同じ組織に勤めていたら、そういうことに気がつかないんです。

世の中には、本来、自分が一番ラクだと思える地点とはずれたところで生きてる人がいます。そういう人とは、付き合いにくいですよね。つまり、自分がそれだけラクなところからずれてて、何とも思ってないわけだから、他人にもそれを要求するんです。そうなると、周りの人はつらいです。その人と同じぐらい努力しなくてはならないわけですから。

茂木 確かに、日本の社会は、そのような時にラクになってはいけないんだ、と一生懸命脳に言い聞かせることで成り立っている側面があるかもしれませんね。そんなに苦しいならば、こんな風に考えて、ラクになっちゃえよ（笑）と周囲が言っても、本人が、「いやいや私は」というような感じでがんばってしまう。そのがんばりが、巡り巡って、本人以外の人もがんばらなくちゃならない、という雰囲気に転化されていく。

養老 私が学生のときに精神科で最初に会った患者さんはたいへんに面白い方でした。癲癇《てんかん》の小発作を持ってたんですね。それに妄想があったんですよ。時々声が聞こえるんです。それで、「自分はね、癲癇の小発作で声が聞こえるんだ」と言うんです。幻聴ですよね。その人は五十代になって家族が心配して連れてきて、東大病院に受診にきたんです。どうして心配したかと言ったら、若いときから癲癇の小発作はあったんですが、五十代になると神の声が聞こえるようになったからなんです。

よくよく話を聞いて、「別に心配はない」と私は自分なりに結論を出しました。なぜ心配ないかと言いますと、いちいち自分が今、聞いたのは幻聴だと思うよりは、神の声が聞こえたと思っている方がラクなんですよ。別に神の声の内容というのは、日常生活からそれほどかけ離れていないんですよ。結局、言ってること、聞こえていることというのは、その人の考えですから。自分の考えの範囲を出ないんですから、たかが知れています。神の声だろうが、大した神の声ではないんだ（笑）。客観的に、これは幻聴だと自分に一生懸命言い聞かせるよりは、「俺、神様の声が聞こえている」と思っていた方が、その人の脳にとってはラクなんですね。

ソクラテスもそうだったと言われています。おそらくソクラテスも癲癇の小発作を持っていたのでしょう。突然、立ち止まって二、三分間じっとしてるということが、プラトンの本に書いてあります。そのときに、ソクラテスがダイモーンの声が聞こえるって言うんです。ダイモーンというのは、ソクラテスが何か大事なことをしようとするとき、それを止める声のことなんです。

それはおそらく自分の判断なんですよね。自分の脳の中で起こるんだけど、それを外から来たことにしている。よく患者さんが「頭の中で声がする」と言いますが、別に不思議なことではありません。自分の意識している範囲がちょっと縮小すると、意識できていない部分はいわば外から入ってきてると思えるわけです。

逆に、自分が脳みそより大きくなってしまうということがあります。たとえば、誰かが自分の車をけっ飛ばしていると、その他人に対して怒りを感じるようなことがあるでしょう。自分自身の身体が車にまで広がっている。自分の範囲というのは誰でも、自分の肉体より相当外に広がっているんですね。

†ノーマルな脳

茂木　オーストラリアのシドニーに、アラン・スナイダーというちょっと変わった研究者がいます。映画の『レインマン』で有名になりましたが、自閉症の一部のサヴァンと呼ばれる人たちが、特定の領域で天才的な能力を示す、いわゆる「サヴァン能力」が生まれる脳のメカニズムのことを研究している人です。

「サヴァン能力」については、アメリカの神経学者、オリヴァー・サックスもかなり書いていますが、たとえば、マッチ棒をバラッと撒《ま》いたら、一瞬でそこに何本あるか分かってしまう。ヘリコプターの上から一度だけ見た建物を、後ほど詳細な絵に描くことができて、調べると、その窓の数まできちんと合っている。アラン・スナイダーは、そのような特殊な能力を持った人をいろいろ調べて、一つの結論を出しました。その結論というのは、「サヴァンたちが示すような能力は、ノーマルな人の脳の中にも潜在的にあるのだが、何らかの理由でその能力が抑えられている」というものでした。

つまり、サヴァンの人たちは、ノーマルな人たちに比べて、新しい能力が付け加わっているわけではなくて、ノーマルな人の脳の中にも潜在的に存在している能力が、抑制がとれて表面に出てきているだけだ、というのです。

サヴァン能力が生み出されるプロセスは、どうやら抑制がはずれること、つまり脱抑制らしいのです。解離性同一性障害や、カプグラの妄想で、感情がもとになってさまざまなディテールが勝手に生み出されてしまうプロセスも、どうやら脱抑制のように思われる。そんなことをいろいろ考えていると、ノーマルな脳って一体何なのだろうと、分からなくなってきます。

私も大学院まではいわゆる日本のエリート教育みたいなのを受けてきたように思いますが、その中で強制されてきたのは、ある種のスタンダードの知性を生み出す脳のやり方なんですね。「お前の脳は、こういうふうになれ」と、ある種の卓越性の基準を強制されてきたような気がするんです。しかし、サヴァン能力の人たちなどを見ていますと、じつは脳のあり方というのはいろいろなものがあっていいんだろうと思えてくるんです。むしろ、そういう可能性を解放しちゃった方が、創造的な脳になる可能性が高い。なるほどなあ、日本の教育が創造性を生み出さないというのは、そういう意味か、と最近納得しているんです。

養老　そうですね、ノーマルな脳というのは、よく考えてみると社会の約束事にすぎない。私も似たような問題意識から、先ほど言っていた強制了解みたいなことを考えるようになったのかもしれません。

茂木　養老さんが、東大を辞められたときにラクになったというのは、「ノーマルな脳」であることを強制されなくなったからかもしれませんね。

†言葉がつたえるもの

養老　茂木さんの言う、ノーマルな脳がどのようにできあがるのかということを考えてみると、そこには、強制了解性の問題があるように思います。人間の言葉は、強制了解の典型的なもので、しかし、言葉というものは、意外にものを伝えていないんです。

たとえば、私が「うち」と言ったら、自宅のことを言っていると誰でもすぐに分かるでしょう。その「うち」というのは何を伝えているのでしょうか。私のうちと茂木さんのうち、そして、読者の方のうちはそれぞれ住所が違います。おそらく家の形も全く違って、マンションもあれば、安アパートもあるかもしれない、一軒家もあるかもしれない、豪邸もあるかもしれない、掘っ建て小屋もあるかもしれない。とにかくうちの形やつくりが全部違っていて、家族が全部違うわけです。どこにも一致するところはありません。うちという言葉にかぎらず、「木」とか「草」とかといった言葉でも同じことがいえます。「木」といってもいろいろあって、今の季節で葉っぱがついてない木もあれば、若葉がいっぱいついてる木もあれば、松もあれば、くぬぎやならみたいな木もあるかもしれません。とにかくありとあらゆる木があるのに、私たち人間は、「木」という一つの言葉を使って何かを伝えています。というより、伝えたつもりになっています。ところが、その「木」という一つの言葉が伝えている部分というのは、実はものすごく貧弱なんじゃないかという気がするんですよね。

とは言うものの、そういう世界だけで日常生活のほとんどを作っているわけです。

茂木　その貧弱な言葉に頼って、いろいろなことを共有しなければならないからこそ、「はじめに言葉ありき」なのですよね。

養老　人間は、まず大きな枠を固めて言葉というものをつくる。その次にどうするかと言うと、その言葉を使って人を説得しようとする。子供がなにか大人のやり方に反発するようなそぶりをみせれば、「世間さんに迷惑かけるな」とか、いろいろなことを言ってとにかく一生懸命説得します。

言葉を使った説得の究極が数学とか哲学です。たとえば「ピタゴラスの定理」が典型です。直角三角形の二辺の上に正方形を作ると、この二つの面積の和は斜辺の上に乗ってる正方形と同じだと。そんなの嘘だろうと反発しても、ちゃんと証明されてしまえば文句が言えない。証明できるからしょうがないということで、強制了解というんですよ。論理的にそうなってるから仕方がないと認めざるを得ないわけです。それをもう一つ進めたのが自然科学です。いくら文句を言っても、実験室でこうなるというのだから認めろというわけです。

人間の社会というのは徹底的にお互いの考え方が共通になるようにできているのではないかということです。茂木さんが先ほどエリート教育と言われましたけども、それも一つの共通了解を形作るプロセスだし、学会なんてのは典型的ですね。学会というのは業界だと私は言ってるんですよ。要するに、業界というのはそれに属している人たちが共通了解している利害関係で動く団体ですよね。世間一般の人は、学会というのは学問をする人が集まってるところと思っているけれど、私はそう思ってないんです。ですから、僕はほとんどの学会が嫌いなんです。

茂木　一人一人が個人として学問と向かい合っているというよりは、利害の共通了解で結びついているのが学会だということですね。

養老　ええ、そうです。たとえば、科学を対象とする学会で、「科学とは何か」と議論することは絶対ないです。「科学とはなんぞやということを議論しよう」と言ったら、科学に関する学会は成り立たないと思ってるんです。そういうことは分かったものとして集まっているんです。それが分かったものとして集まってるのだから、そこから先の話へいきますという話なんですね。そうすると、私みたいに科学とは何かって議論したくなったら、哲学会へ行きなさいという話になるんです。それで哲学会へ行って、「科学とは何か」なんて言ったら、「科学を対象としている学会へ行って議論してくれ」と言われるに決まってるわけです。ですから、社会にはそういうことをやる人はいなくなってしまうんです。

学会のような、ある共通了解に基づいて考える人が集まる業界が増えてくると、その中での考え方が強制了解として、それだけ多くの人たちに押しつけられることになる。結果として、現代のわれわれは非常に不自由な世界でものを考えてきてるなという気がします。

茂木　私の年代でも、今養老さんが言われたような状況を、マズイなと感じている人たちは随分いると思うのです。ところが、そういう人は、それほど数がいるわけではないので、一人一人が孤立して、それぞれの所属している「業界」の強制了解と闘うことに精力をついやしてしまって、全体を見渡して、まとまろう、などということになかなかならない。

ですから、養老さんが何回か私的に開催してくださったシンポジウム（「養老シンポジウム」）のような場は、そのようなふだん業界の中で孤立している人間たちにとって、仲間を見つけるいい機会を提供してくださいました。

養老　この歳になっていろんなことを考え出すと、もう間に合わないんですね（笑）。「御破算で願いましては」と自分で考えたいんだけれど、もう間に合わないと思うから若い人のところへ行って、「おまえさん、ちゃんと考えた方がいいよ」と言うわけです。若いうちならば、まだ間に合うと思いますから。ところが、若い人の具合の悪いところは、自分にまだ何もないから、業界と違うこと考えても、その思考自体が弱いんですよ。私たちのようにできあがった考えと散々けんかしてくれれば、こっちの考えもきつくなってきますけれども、そのような闘いの経験がなくて、抽象的なレベルで考えていると、どうしても業界に対抗するという意味では弱いものになってしまう。

結局、体験が大事なんだという話に戻ってきます。体験には、抽象的な思考を超えた教育効果がある。だから、子供のころから体験させる教育が大事になってくるんです。私は教える相手がだんだん小さくなって、最近はもう保育園の子供を相手にしてる方が、大人を相手にしてるよりずっといいと思っています。大人では間に合わないんです。子供を教えるというのはとても面白い。共通了解ができあがってしまっている大人を相手にするのとは全く違いますね。

III　言葉の流通性

†言葉の流通性

茂木　養老さんは『身体の文学史』（新潮社）などで、身体性ということを人間を考える上での鍵《かぎ》としておられますよね。最近は、身体を重視するというのが一つのブームですが、世間でいわれている身体性は、意外と浅いもののような気がするんです。たとえば、ホンダのヒューマノイドロボットのようなものが出てきたときに、あれが人間だって一瞬のうちになんか納得しちゃうような、あまり深く考えていないレベルで身体という記号が流通してしまったりしている。一方で、養老さんが考えていらっしゃることはもう少し深いレベルのことのように思われます。養老さんがいつも気にされている「脳化社会」、「自然と人工」との関連で言えば、自分の身体は、意識では制御できないもの、「ああすればこうなる」とはいかないものの代表なのではないかと思うのです。

身体の問題は、先ほどの強制了解性、その背後にある、ある情報が流通するという問題とも深く関係するように思います。現代社会に生きる私たちは、情報を流通させる、ということに対して強迫観念と言ってよいほどのこだわりがありますよね。たとえば、若い人で小説を書きたいという人がいっぱいいます。自分の小説を流通させたい、させなければ、自分は存在していないのと同じである。極端なことを言えば、そんな強迫観念があるように思うのです。

でも、いくら自分の小説が売れたとしても、自分の身体は流通しない。流通させようがない。そのことを学生たちに説明するのに、申し訳ないのですが（笑）、時々、養老さんのことを引き合いに出します。養老孟司は有名人である。養老孟司が書いたもの、話したことは多くの人々の間を流通している。でも、養老さんがお風呂《ふろ》に入っているところを想像してみろ。養老孟司が、お風呂に入って、自分の手をじっと見ている。どんなに有名人でも、手や足や、胴体といった身体は絶対に流通しようがない。自分の身体は、一度に一ヵ所にしかいられないわけですから。若い人が自分の書いた小説をどんなに流通させたいと思ったとしても、そして実際に流通させたとしても、自分の身体自体は、流通させようがない。「今、ここ」にあり続けるしかない。そういうことをどうも忘れている気がするんですね、現代って。

養老　まさにそうですね。言われて気がつきました。そういうふうにあまり考えてなかったんですけど、確かに自分の身体というのは流通性がないですね。

茂木　お風呂で自分の手をじっと見たりしないんですか？

養老　風呂では見ませんけど、もう見るの飽きてますから（笑）。それよりも虫を見た方が楽しいですもの。でも、今の問題は、結構、大事なポイントかもしれませんね。流通性がないものってなんだろうというのは、商売やってる人にとっては相当に大事なことかもしれません。

商売には二つあると思うんです。ものが流通する場合と、人の方が集まる場合ですね。ディズニーランドとか大阪のＵＳＪは後者ですね。テーマパーク自体には流通性はないから、人の方に来てもらうしかないわけです。

流通性のないものをどうやって売るかということを、よく考えるんです。別に金儲《かねもう》けをしようというのではありません。虫を保管しておこうと思うんだけれど、ただとっておくといっても、最近のこういう世の中ではとてもコストが出ないんですね。儲ける方法を考えないと、虫も保管できないという世の中になってしまったんです。

茂木　虫の標本のような、その物理的実体自体がある場所に存在するしかないものは、博物館という形で貯蔵して、そこに人が来てくれるしかないんですよね。

現代は、情報というものはネットワークを通して自由に流通するという幻想を人々が持っているせいか、そこからずれるものに対して違和感のようなもの、流通性のパラドックスのようなものを感じるようになっていると思います。

コンビニエンスストアに行くと、有名なラーメン屋の指導を受けたというカップラーメンを売っていますよね。あれを見ると、いつも変な感じがするんです。それはおそらく養老さんが今おっしゃった、「本来流通できないものを、どう商売にできるか」という問題と関係していると思うんです。

ある店のラーメンがとってもうまい。そのうちに、雑誌などに紹介されて有名になるわけです。そうすると、客がワーッとくる。コンビニで、そのラーメン店と提携したカップ麵《めん》が売り出される。そのような時、とても奇妙なことが起こっているように思われるのです。

ラーメンの味にあくまでもこだわろうとすれば、その味は店主の独特のやり方でしか出せないかもしれない。その意味では、ラーメンの味というものは、本来流通できないもの、その場所に客が実際に行って味わうしかないもののはずです。ところが、その本来流通できないものが、雑誌などで情報がばら撒かれることによって、なにか別のもの、流通できてしまうものに変質している。

ましてや、情報だけでなく、「カップ麵」という形で、コピーが流通してしまうことさえある。そういうのを見ていると、流通しないはずのものが、無理矢理流通できるフォーマットに乗せられている、一種の裏切りのようなものだなあ、と思うのです。

養老　さきほど、言葉は非常に乱暴にしかものを伝えていないと言いました。その意味では、いくらうまいうまいと雑誌で書いても、本当のところはわからない。讃岐《さぬき》うどんを買ってきてうちで食べても全然おいしくない、ただのうどんの味がするだけです。やはり、本場で食べるうどんのうまさのように、動かせないものがある。言葉と違って、世の中のほとんどのものは、流通性がないんです。

日本人にとっての、英語の問題もじつはそうなんですね。言葉も非常に流通性があるようで、その中には、流通性のない要素もあるんです。文学者はよく知っていると思うけど、英語で書かれた小説をニュアンスまで含めて全部どういうふうに読み取るかということは、大変な作業ですよね。もちろん、日本語の小説を英語に直す場合も、同じ問題が生じます。

たとえば、川端康成の『雪国』ですけど、「トンネルを抜けると雪国であった」というあの一文をどういうふうにイメージするかということにしても、おそらく日本人と外国人では重ならないですよね。私は鎌倉に住んでいるのですが、ある日、雪が降り出したんですよ。東京へ行くのに鎌倉駅から電車に乗りました。鎌倉と北鎌倉との間に小さなトンネルがあるんです。鎌倉駅では、ちらちらと降りだしてきてはいたけれども、まだ積もってはいなかった。それが、鎌倉と北鎌倉の間のトンネルを抜けたら、その瞬間に向こう側は真っ白だったんですよ。まさに、トンネルを抜けたら雪国だったんです。川端さんも鎌倉に住んでいましたから、この風景を見て、あの書き出しを思いついたのかもしれないなと思いました。

茂木　『雪国』の新解釈ですね（笑）。

養老　私の場合、たまたま住んでいる鎌倉の近くで、『雪国』の冒頭のような風景に出くわしたわけですけれども、日本人なら、川端の小説を理解する上で必要な体験のセットをもっている。ところが、そのような体験というものは、単に日本語を英語に直すだけでは、なかなか流通しないわけです。

†切り捨てられてしまうもの

養老　流通しやすい言葉にのるような、ざっくりしたもののとらえ方ではとらえきれないことが、世界には沢山あります。まさに「神は細部に宿る」です。たとえば、「微気象」ですね。雪のたまりやすいところと、そうでないところ。これは虫を採ってると非常に重要なんです。ちょっとした違いで、こっち側にはいるけれど、あっち側にはいないよというようなことが起こる。勘の悪いやつは、ぜんぜん虫がいない方へ行ってしまって、ダメなんです（笑）。

茂木　勘のいい、悪いというのは何なのかっていうのは、脳科学的に言っても未解決の問題ですね。子供のとき、友達と虫採りに行くと、中にはばかに勘がいいやついるんですよね。そいつは、私の三倍くらいのペースでクワガタを見つけるんです。こっちがマゴマゴしているうちに、あそこにもいた、ここにもいた、と見つけてくる。あれは本当に不思議ですね。合理的に説明しようとするとなかなか難しい。

養老　僕も知ってますよ。何通りもあります。

茂木　うまい採り方のパターンがですか？

養老　そうです。要するに、人の採らないものを採ってくる人がいる。それから、採れると分かってるものを大量に採る人。これは微妙に違うんです。では、私はどうかと言えば、何も採れないんです（笑）。若い頃、虫を採りに行くと、私は何も採れないんだけど、みんながついてくるんですよ。なぜかと言うと、あいつの行く方で虫が採れるということをみんな知っているんです。実際に採る段になると、手は遅いし、目が悪いから、全部採られてしまうんですけど、この辺にいるよという勘は非常にいいんです。

外国に行っても同じことです。虫になった感覚ですよね。自分が虫ならこういうところにいるだろうというところに、ちゃんといるんですよ。こういうところはいないよというのは分かるんです。

茂木　養老さんの後を、虫好きたちがぞろぞろ追っていく様子を想像すると、面白いですね（笑）。

養老　一つはっきり言えるのは、乾いているのはダメだということです。乾燥していたら、大抵ダメですね。ですから、湿気たところばっかり探すんですが、同じ湿気ていても、ぐちゃぐちゃだとまたダメなんです。

東南アジアの山の中によく虫を採りに行くんですが、乾季にそういうところへ行った時はどこを探せばいいと思いますか。小さいムシはどこにたまっているのか。バナナの木に目をつけたんですよ。ものすごく大きくて、枯れたのがそのまま、幽霊みたいにぶらさがって丸くなっているやつをね。その幹を叩《たた》くと、中に嫌というほど虫が入っている。

おそらく湿気がちょうど良くて、その中に虫のエサになるきのこやカビがいろいろ生えているんですね。特に乾季になると、内部は湿気が保たれててちょうどいいんです。しかも、湿気がたまりすぎない。空中に浮いていて、雨がふれば垂れていって下に落ちてしまうので、非常に具合がよくできているんですね。そういうところを見つけるのがコツです。

茂木　「神は細部に宿る」ならぬ、「虫は細部に宿る」ですね（笑）。そのような、なかなか言葉にできないような小さなことをどれくらい体験できるかで、人生の豊かさは決まりますよね。一方、言葉で広く流通させようとすれば、そのような細部を切り捨てなければならないところがある。

英語で論文を書くときには、ある程度細部を切り捨てないと書けないように思います。イギリスの雑誌、「ネイチャー」に出ているような論文というのは、必ずどこかで細部を切り捨てていますよね。細部の切り捨て方に、研究者のセンスが表れているようなところがある。一方、現場の研究者でも、論文というものは細部を切り捨てて書いているものだということは、良心的な人ほど自覚しているはずです。

養老　そのことはね、よく分かります。私は、アメリカの論文とイギリスの論文の両方をさんざん読みました。アメリカの論文を読んでいると、「これは電報じゃないか」と思えるものが沢山ある。本当に電報みたいな書き方をするんですよ。いらないことをできるだけ落としてしまいます。しかし、本音を言えば、電報なんか読みたくないですよ。

その点、イギリスの論文というのは、解剖学に関して言えば、私の大学院からちょうど茂木さんくらいまでの年齢になるまでの時代は凝ってましたよ。必ず一ひねりしてるんです。ひねってあるところがなかなかいいんですね。テーマ自体がひねられているんです。アメリカの人が書くと、ひねりがないですね。悪いやつがいて穴に潜ってるからといって、最新鋭の爆弾を上から落とすような、大体そういう感じですからね、アメリカ人の論文は。爆弾落としたら死んだとか、そんなの当たり前じゃないかというんです（笑）。一ひねりしてないんですね。

茂木　細部を切り捨てて、えいやっとやってしまうところは、アメリカという国のいいところでもあるし、悪いところでもあるんでしょうね。えいやっとやってしまったから、月にも行けたし、コンピュータ産業も爆発的に発達した。私も、アメリカに対しては愛憎半ばしています。たとえば、私は、アップルコンピュータが大好きですが、アップルコンピュータのようなカルチャーというのは、イギリスのように細部をひねることにこだわっていると、なかなか生み出せないでしょうね。それぞれの文化に、それぞれの良さと限界があるのでしょうか。

養老　癖みたいなものですね。

茂木　そうですね。

†英語で書くということ

養老　今朝、何気なく新聞を見てたら、「日本の英語教育が悪い」ということが書いてありました。それは昔からよく言われることなんですね。執筆者は、私よりずっと若い世代の人だと思いますけど、「ちゃんと英語教育をやらなければならない。特に日本人は英語ができない。ヒアリングがダメだから、ヒアリングもやらなくてはいけない」という趣旨で論じていました。

　私たち日本人は、当然、日本語を使って育っていますよね。そんな私が自然科学をしていて一番苦労したのは、日本語で論文が書けないということなんです。日本語でも論文は書けるんですけど、要するに評価されないんですね。英語で書かなくては評価されないので、わざわざ英語で書くんです。私は、論文を英語で一〇年以上書いてました。英語で書いたら非常に上手に書けたもので、最初に書いた論文をイギリスに送ったときは、「これは英語のネイティヴ・スピーカーが書いたに違いない」とレフリーが言ってきました。そのぐらい書けるんですよ。書こうと思いさえすれば。

茂木　養老さんが、空港で買ったペーパーバックを飛行機に乗っている間に読んでしまうとか、抜群の英語力でいらっしゃることはいろいろな方からうかがっています（笑）。

養老　しかし、それを何回かしているうちに、もうこんなアホなことは止めようと思ったんです。本気でね。なぜかと言いますと、それだけの英語を書くために、私はどのくらい苦労するのかということです。同じ内容を書くのに日本語で書いたら五分の一、一〇分の一の時間で書けてしまう。一生自分が仕事するということを考えたら、なんで日本語で書いてはいけないのかと思うようになったんです。

日本語で書いた場合に、評価されないと言われます。学会というものを固定して考えればそうなんですけれども、そんなことはどうでもいいんです。なぜかと言うと、考えるのが好きで、何か仕事がしたいんであれば、どんどん仕事をすればいいのであって、その仕事がどのように流通するかは、流通業の人が考えればいいことですから。

茂木　現状では、多くの人が、生産者であるとともに、流通業的な配慮をせざるを得ないような世の中にますますなってきていますね。

養老　いい商品を開発してもそれが売れないというのは、流通させる人に目がないからであって、そういうところに目があればちゃんと売れるんです。いいものは売れるはずでしょう。それだけのことであって、本来、生産する人間が売り先まで考える必要はないんです。

それともう一つ思ったのは、日本語で書くというのは結構難しいんですよ。解剖の本を一度お読みになれば分かりますけど、読めたもんではない文章で、面白くもおかしくもないですね。それを英語で書いたら面白いかといわれても、やはり面白くない。それにしても、英語だと、日本語よりはまだマシかなあという書き方はできるんですよ。私にとっては、そこらへんがどうしてなのか、不思議だったんですけどね。そんなことがありまして、だんだんと言葉の問題が気になってきたんです。

†ネイティヴの壁

養老　私が日本語で科学について最初に書いたのは、岩波書店の「科学」という雑誌です。この雑誌は一般向けのものですが、割合に評判がよかったのでまた書いてくれということになったんです。そのようにして日本語を書いているうちに、もう一度、何で英語で書かなくてはいけないのかという問題が絶えず気になってきました。

みなさんは日本語でしゃべって、日本語で考えて生活している。日本語が生活の基盤なのに、本当の意味で英語を使えるのでしょうか。私が英語で何か書いたとします。それを読んだネイティヴの人が、それをどういうふうに理解するかというのは、私には分からないです。

一方、私が日本語で何か書いていて、それを読んでいただいて、「これはこういう意味でしょうか？」と質問されたときは、「それは読み違えだよ」と言えるんです。日本語ならば「こう書いてあったら、こういうふうに読むべきなんだ」と言えます。しかし、英語ではそれが言えません。私は、ネイティヴのように、本当に生活に根ざしたという意味では、英語ができないからです。

たとえば、一冊の本を英語で書いたときに、それが英語のネイティヴ・スピーカーにどういうふうに受け取られてるか、かゆいところに手が届くように想像つきますか？

茂木　つかないですね。

養老　そうでしょう。言葉のニュアンスも含めて、背景にどれだけのものがあるかということを考えていくと、本当の意味で英語が使えるはずがない。「なんで英語の使える日本人が育たないのか。英語の教育をよくしろ」と言ってる人は、いったいどこまで考えてるのかということが、じつはいつも気になるんですよ。

茂木　日本人には、そう簡単には生活実感に根ざした微妙な英語のニュアンスなどわかりっこない、という問題を、私は最近「ネイティヴの壁」と呼んでいます（笑）。もっとも、これは、「英語について、ネイティヴとけんかしたら、絶対にかないっこない」という、ちょっと皮肉をこめた表現なのですが。私が英語の文章を書いたときに、ある表現を巡ってネイティヴが「この表現はおかしい。こっちの方が正しい」と言ってきたら、いくら私が心密《ひそ》かに「本当はオレの表現の方がセンスがいい！」と思ったとしても、相手が「オレはネイティヴだ！」と言ってきたら、構造上引き下がるしかないんですよね。ちょうど、男である私が、「あなたには女のキモチがわからないのよ」と女の人に言われてしまったら、引き下がるしかないのと同じことです（笑）。

養老　ですから、違った言葉を学ぶのはいいことだし、それは当然ある程度必要なことでもあるのですが、どこまでその違った言葉を使うことができるかというのは、これはまた別の問題ですよね。バイリンガルというのは本当にありうるのか。何ヵ国語もできると言っている人がいるんですけれども、そのできるというのがどの程度できるのかということは疑問ですよね。

「今の日本の英語教育を変えなきゃいけない」という主張について、私はそれがいけないことだと言ってるわけではありません。ただ、そういう主張をさらに押していくと、もっといろいろな問題が出てくるはずだという気がするんですね。

†コミュニケーションが人間を規定する

養老　言葉を考えるときにポイントになると思うのが、コミュニケーションの意味ですね。よくみなさん簡単に言葉によるコミュニケーションとおっしゃるけど、そもそも、言葉というものは何を通じさせているのかというようなことは、きちんと考えられていないのではないかと思うんです。現代社会では、コミュニケーションと言ったときにどちらかというと言葉に重点が置かれているけれど、言葉というのはひょっとすると人間が行っているコミュニケーションのほんの一部じゃないのかと思うんですね。現に自閉症の子供がある程度の割合でいるということは、人間にとって言葉というものは元々あまりいらなかったんだと思うんです。

茂木　私も自閉症の問題については、とても興味があります。自閉症の子供たちには、「心の理論」と呼ばれる相手の心を推定する能力が欠けているという説があります。最近では、「心の理論」だけを取り出して議論するのではなく、そもそも認知プロセスのどこがどう違うのかをなんとかつかもうという研究が盛んになってきています。

自閉症の子供は、他の人の気持ちを読みとるのが苦手です。たとえば、普通だったらその気持ちを読みとるために欠かせない情報を含んでいる相手の顔の表情を見ても、まるでマネキンみたいに見えると言うんですね。おおよそ、人間がその環境の中で出会うものの中で、他者の心ほど複雑で予想がつかないものはありません。

自閉症の子供たちは、他人の心を読みとることができないので、相手がどのような行動に出るのか予想がつかず、不安になってしまう。結果として、対人関係を避けるようになってしまうと言われています。

自閉症の子供たちが、社会に適応していくことに苦労するということは、逆に言えばそれだけ人間の社会において、相手の心を読みとって、コミュニケーションをしていくことが大切だということになるかと思います。

養老　たとえば、私たちが何を感じるにしても、感じていること、つまり、喜んでいること、悲しんでいること、そういったことは他人に通じなくては意味がありませんよね。

茂木さんが突然、笑い出したり、怒り出したりしたら、私は「どうしたの？」と聞きます。もし、その理由がめちゃめちゃだったら、私は、きっと、「茂木さん、病院に行った方がいいよ」と言うでしょう。茂木さんが怒ってるから、「なんで怒ってるんだよ」と聞いたときに、茂木さんが「そこにあるみかんが、ズボン吊るしてる」と答えれば、それはちょっと病気だよという話になる。

　感情というのは、他人に理解されないかぎり意味がないんです。私の考えや言葉を他者が分かってくださるんだったら、はじめてそれは私だけの考えではなくて、人間に共通の考えになるわけです。そう考えると、一般に、お互いに了解して共通に持っているものしか、人間の普遍的な心にはならないということです。

茂木　養老さんの言われるように、最近の脳科学で支配的な考え方は、脳というものは徹頭徹尾他者とのコミュニケーションのために出来ているということですよね。コミュニケーションが人間というものを規定している。

†体が規定する個性

養老　それでは体はどうかと言いますと、もし、皮膚の移植が必要で、親からもらって移植したとしてもあっという間に落ちてしまいます。親だろうが兄弟だろうが、自分の皮膚ではないのです。身体組織というものは、そのくらい細かく個人を区別しているんですよ。
　若い人が「自分探し」とか「自己」と言うのを聞くと、私は「アホなことを言うんじゃねえ」と思います。若い人が「自分探しだ」なんて言うのは、ラッキョウの皮むきと同じで、むいていけばなにもないわけです。自分探しをしたいのなら、体を見れば分かるということなんです。あなたの顔は隣の人と違うに決まっているわけで、それ以上何を心配してるんだということなんです。

茂木　個性なんていうものは、体が規定しているんだから、コミュニケーションにおいては、安心して共通点を探していいんですよね。コミュニケーションにおいて、個性なんてあえて追求する必要はない。共通点を模索している中で、それとなく出てくるのが個性なのでしょう。

養老　日本語でも真剣にコミュニケーションということを考えると、いろいろなことが出てくるわけです。相手と共通のことと、自分の個性の関係はむずかしい。まして、外国語はなおさらです。

社会的な風潮として、たとえば、自然科学だったら英語を使わなくては論文ではないという風潮があるといいました。私は、そうした考え方はおかしいと思うんですね。誰かが国会で集まってそういうことを決めたのか。国連でいろんな国の代表が集まって、「学問の論文を書くときは英語で書きましょう」というのを決めたのかということですよ。そういうことを私が言うと、「いや、世界の趨勢《すうせい》としてインターネットも英語ですし、いろいろなことは英語でやられてるんだから、英語をやらないと時代に遅れる」と言うんですね。

そうした意見に対しては、「あなたは自分のことをどう思ってるんですか、つまり、日本人として生まれてきて日常生活を日本語で送っている。その上で、そして、英語を理解して使うべきだと言うのですか」と言います。アメリカ人の場合でしたら、英語しか読んでません。はっきり言えば、彼らは英語しか知らない。世界の他の言語に関する知識がないという点では、僕らより半分バカですよ。それがまともなスタンダードとして通っているというのは、むしろそっちの方がおかしいんじゃないですかと。

大阪の高槻市にあるJT生命誌研究館館長の中村桂子さんにお会いすると、ここ二、三年「東京の人は物を知らない。関西にいると、関西の常識と東京の常識と両方あることが分かる。東京の人は東京の常識しか知らない」と言われる。確かにそれに近いところがありますよ。

茂木　東京の人間は、自分たちの喋る英語が全てだと思っている、アメリカ人のような立場にあるということですか？

養老　そうなんですね。日本の中のアメリカが東京なんです。

茂木　なぜ、日本人がなかなかネイティヴみたいに英語をしゃべれないかという問題なんですが、日本の英語教育が、英語の「読み出し専用メモリ」を頭の中に植え付けるようなことをやっているのが問題なんではないかと思うのです。そもそも、言葉というものは常にその場その場で生み出されるもので、文法は、そのような生成の現場におけるガイドのようなものに過ぎない。だから、まずは自分でどんなものでもいいから表現を生成する態度をこそ身につけるべきなのに、日本の英語教育はがちがちの文法の知識でアタマを固めてしまい、言葉の生成をむしろ阻害している。

英語を聞いて理解する、という視点から言えば、ネイティヴなみであるかどうかは、まったく新しい表現に出合ったときに、それを一瞬のうちに了解する能力があるかで決まるように思います。

ケーブルテレビでカートゥーン・ネットワークというのがあって、一日中アメリカの漫画を放送しています。時々ぼんやり見ているのですが、ある時、腕を上にあげて口をぐわーっと開けた怪物が出てきました。その画面に合わせて、

"The wayouts are here. They came from way way out."

(ウェイアウトたちがやってきた。やつらは、ものすごく遠くからやってきたんだ)

というナレーションが流れたんです。そのようなナレーションを聞いたら、ネイティヴた

ちは、「そうか、ウェイアウトというのは、普通は「出口」のことを指すけど、ここでは、ものすごく遠く（way way out）から来たから、この怪物たちは「ウェイアウト」と呼ばれるんだ」と一瞬のうちに理解すると思うんです。ところが、日本人は、「ウェイアウト」＝「出口」という知識を引き出すような訓練しかしていないから、とっさに「ウェイアウト」＝「怪物」というマッピングができない。

養老　日本人が英語を使うと、ぎこちなくなるのは応用がきかないからなんですよ。日本語だったら、かなり柔軟にマッピングができるんです。

茂木　日本の英語教育は、たとえば中学校で覚える単語は三〇〇でいいとか、閉じた世界の中で箱庭的に「読み出し専用メモリ」をつくるようなことをやっている。しかし、本来、言語というのは生きているわけで、「ここまで」という範囲もないし、あたらしい用例もポンポンできる。養老さんが言われるように、生活の中で英語を使っていない日本人が、そのようにポンポンあたらしい用例が生成される、ネイティヴの英語の世界を摑《つか》むのは容易ではないような気がします。

†世代間のコミュニケーション

養老　ところで、世代間の言説のずれはすごいですよね。

茂木　どのような点でしょうか。

養老　以前はもうちょっと言葉が少なくて、お互いに了解してたという気がするんです。いまは言葉が多くて、そのことが逆に摩擦を生み出しているような気がします。この前、年上の人が若い人と話していて、年上の人が、若い人の話を聞いてなかった、というのが歴然と分かるしゃべり方で、猛然と反論してたんです。ほんとに怒っていて、もう、若い人の言っていることを頭から聞かない。

これは危ないなと思いましたね。日本みたいに狭い社会で、ある意味で同質といわれている社会で、世代がずれた瞬間に全然話が通じていない。つまり相手がやってることを、上の方は一方では全否定している。若い人の方は、年寄りがいってんだからと思って一応寛容に聞いてますけどね。ちょっと行司に出ようかなと思うには、あまりにも反応が強くて、呆気《あっけ》にとられたんですよ。

この半世紀であまりにも急速に社会が変化したためにいろんな問題が起こったんです。その結果、年上の人と若い人の間に、ある齟齬《そご》が生じてるという気がしたんです。そのようなことが摩擦を起こしている気がした。今、日本は停滞していると言われていますが、社会全体が動かない理由が、ひょっとすると内部に摩擦を抱えていて、その摩擦を解消する努力をしてないことにあるかもしれません。

それにしても感じるのは、若い世代が人によっては極めて饒舌《じょうぜつ》だということです。特に五、六〇年代に生まれた人たち。非常によく話すでしょう。

茂木　そうかもしれませんね。

養老　テレビのワイドショーみたいな形で、言葉というのは消費物であり、その場その場で使い捨てであるという感覚があるように思う。これはやはり怖いですよね。コミュニケーションの崩壊をもたらしかねない。

茂木　六〇年代生まれというと、私もそうです。私もそれほど大人しい方ではないけれども、私よりも饒舌な人は確かに沢山います（笑）。

養老　そうですよね。いつからそういうふうに言葉が消費的に変わったかと考えると、やはり物の消費と並んでそうなってきているのではないかと思うんです。僕自身はちょっと使い方を抑えようかなという気がしてきているんですよ。

茂木 古典文学のように、何百年も残っている物を見ると、ある種の経済性の法則が働いていて、余計なことは言わない、書かないという美意識があるように思います。落語も上質の落語、名人の落語ほど無駄がないですよね。何回聞いてもその度に感心するぐらい無駄がない。

養老 そうなんですよ。

茂木 確かにああいう無駄のないスタイルの芸、言説が、あんまり最近見られないという傾向がありますね。

養老 言語の無駄が多くなってますね。マスメディアに出るような人ばかりでなく、末端でもそうですね。僕は、あんまり饒舌なのは、こそ泥でつかまった強盗が、強盗殺人について一切言わないために、一生懸命あそこで何盗った、ここで何盗ったっていってるんじゃないかと勘ぐりたくなる。メディアもそういうふうにやっているのではないかと。肝心なことをいわないで、その代わりに軽いことをできるだけいう社会に変わってきている。

我々は世界を止めておくためには言語という方法しか持ってないんだということを考えると、このような状況は怖い。何が何だか分かんないうちにこうなっちゃったっていうことが十分起こりえます。言葉で世界を止めるということをきちんとやらないと、そういうことになりかねない。

†世代間で変質したもの

茂木　確かに世代によって、時代によって、言葉の使い方の感覚が異なりますね。現代の表現法は、何が根本的に変わったんだと思われますか？　僕は養老さんがいわれる「分かんない世代」になるわけですよね（笑）。

養老　そうですよ。まあ分かる方だから付き合ってるんですけど。

茂木　ありがとうございます（笑）。

養老　相手がどのぐらい我慢しているかは分かりませんからね。つまり留保がどのぐらいあるのかということですよ。僕らも歳を取るにしたがって、ある程度の留保をおいて付き合うようになるから。留保の部分というのは「まあいっても無駄だろう」とか「いっても分かんないだろう」とか「いっちゃ失礼だ」とか、そういう形で自分の胸に納めておくわけです。

茂木　私の方からは、養老さんに対してはほとんど留保はないです。私と同じ、ないしは若い世代には、養老さんに親近感を抱いている人が多いように思います。若者が抱えているあやうさのようなものと共鳴するものを、養老さんには感じます。やはり、塀の上をずっと歩いて来られたからでしょうか（笑）。

養老さんのような若者、年寄りの両方と通じている例外的な方は別として、確かに、世代間でコミュニケーションの仕方が変質してしまっているようにも思えます。なぜなのでしょうか。

養老　それはもちろん分かりませんよ。根本的なところでは、理由が分からないから、現時点でできるのはあくまでも一般論、推定だけです。一番簡単な答え方は、日常生活がこれだけ変わった時代はなかったということですね。うちの母親が育った環境と僕が育った環境は、ほぼ同じですよ。テレビはないし、牛や馬はいっぱいいるし、食ってる物は大体似たようなもの。それでメディアといえば、せいぜい新聞とラジオ程度。だからそれほど違和感がないんですよ。

ところがここ五〇年の変化はものすごくて、その変化の中で子供を育てたから、それはもう、明らかにさまざまなことが違って来ているんですよ。そのような違いが、コミュニケーションのやり方にどのような影響を与えるか、予想しきれないところがある。

昔は、洋風の部屋が家に一つあって、あとは和室だったんです。いまは逆（笑）。そこでもうすでに逆転現象が起こってますから。住まいだけでも。もちろん昔はエアコンがない。

電気製品が一切ない。そのような生活は僕らが子供の時までで、その後は急激に変化している。

僕は都市化とまとめて呼んだんですけど、その中で子供がどういうふうに育ってくるか、どのように育てたらいいのかということに対するノウハウを、我々は持ってなかったわけです。その結果として一番困ってることの一つが、世代間のコミュニケーションギャップじゃないですかね。それは何でもない問題で、極日常的な問題ですから、いずれ年寄りがいなくなれば問題は片づくよといえばそれだけのことなんですけど。

大学院生に「お前ら自信ないだろう」というと、「自信なんか全然ありませんよ」と堂々というんですよ。僕から見てても、明らかに、若い人が何か自信がないなって感じがするんです。それは何だろうかと思いますね。相手を傷つけないとか、そういうことと結びついてますよね。相手も自分と同じぐらいにか弱い人だから、あんまり刺激しちゃいけないとか。そういう意味で優しいんですよ、いまの若い人は。そのあたりもコミュニケーションギャップの一つですね。

茂木　昔、学部の時に合宿にいったんですけど、そこにちょっと世代が上のバリバリの左翼の人がきたんですよ。酔っぱらって、ドイツ語でなんかわけ分かんないことを散々しゃべったあげく、アジ演説をはじめたりした。今の若い人には、ああいうカルチャーはもうないですね。

養老　いや、それはなくていいんですけどね（笑）。

それにしても、若い人の使う言葉と年寄りの使う言葉が、言葉全体だけではなくて、言外のコミュニケーションを含めて、どうも上手にいってないような気がします。若い人が年寄りを批判しても、言われている方には一切通じてないということがある（笑）。だからといって年寄りが鈍いのかといえば、僕はそうじゃないと思う。

茂木　言葉の問題だということですね。

養老　言葉の問題だけではなくて、指摘されていることがまったく見当外れだよと年寄りが思っている可能性がある。

言葉の氾濫《はんらん》状態をどうしたらいいんだろうというのは、私の根本的な関心ではあります。まあ、饒舌な若者が出てくるのは、一種必然みたいな気がしますが。

茂木　そうですね。その一方で、異なるスタイルでも、何か本質のようなものを受け継いでいけたら、とも思うのです。

たとえば新作落語をやる、三遊亭白鳥という落語家がいます。歌舞伎町を舞台にした落語をやると、中国マフィアが出てきたり、銃の密輸があったり、そういう現代的なモティーフが出てくる。それでも、その話の筋は、見事なまでに、古典的な廓話《くるわばなし》、長屋の人が吉原に連れだって行くというよくある話のスタイルを踏襲しています。

ああいう成功した例を見ていると、表面上はまったく違ったものに見えても、世代間である種のスタイルが受け継がれていく、ということにも希望を持ちたくなります。

養老　そうですよ。それは前提です。僕はよく言うんですけど、受け継がれていくのは、ある形、形式なんです。考えてみれば、言語はまさにそうなんですよね。世代から世代に、言葉によって表されるものは少しずつ違っていっても、スタイルが受け継がれていく。そういうことは、確かにあると思います。

生命の倫理

茂木　養老さんは、若い世代にファンが多いです。養老さんがギリギリのところで発言されている点に、若い世代が共感するのだと思うのです。いわば、養老さんの毒にしびれている。おそらく、毒がちょうどいい具合に薄まって、薬になっているのだと思うのですが、もし、養老さんの毒をそのままむき出しで出したら、恐らくかなり今の若者にとってはキツイことになると思うのですが（笑）。

養老　何かがむき出しの毒になるというのは、多分、それが原理主義として機能する時です。根本的に原理主義になっちゃいけないんですよ。しかし、微妙なのは、原理主義に反対だからといって、その反対することが原理主義になってしまうと、やはり毒になっちゃうということです。

茂木　ビタミンCが体にいいからといって、ビタミンCばかり摂取していたら毒になるというのと同じですね。

養老　そうそう。だからその時に、日本型のやり方というのはしばしば中庸を先に取ろうとするんですよ。つまりビタミンCというのはこれだけの濃度があればいいんだというふうに決めようとする。そうじゃなくって、アメリカみたいに、最大限これで最小限これで、どっちも生きてるよって話の方が、生き物としては健全なんですよね。そうすれば真ん中はどうせ生きてるんだからどれでも同じだということになるでしょう。

日本では、最初から真ん中に寄せようとするから、国家公務員の倫理法みたいになって、あれやっちゃいけない、これやっちゃいけないとなるんです。「これが真ん中だ」っていうふうに先に決めちゃうわけでしょう。そんなことといわないで一番端だけ決めておけばいいんですよ。ここから先は塀の外だよと。ここから先も別な塀の外だよと。だから間にいれば別に構わないという、そういう決め方ができないんですよね、日本というのは。

茂木　養老さんは、「二〇世紀の科学が残したことの最大のものは、細胞一個作れなかったことだ」と良く言われますが、今の話は、そのこととも関係していますよね。

細胞一個の機能というものは、このときには必ずこうしろ、というルールで決まっているわけではない。この範囲内ならば生きていける、というホメオスタシスの範囲が決まっていて、それを維持していく。そのような生命の倫理のあり方というようなものを、社会におけるルールを考える上でも考慮すべきだということになるのでしょうか。

生命の営みの実際は、ダーウィニズムでも物理主義でもいいんですけど、あるルールで世界の全ては記述できるというような原理主義とはちょっと違うところにある。そのことを忘れない限り、いろいろあっても結局は大丈夫（笑）ということでしょうか。

養老　やはり自然を見ている方が安全なんですよね。自然のあり方って、基本的に中立的じゃないですか。一つの考え方で突っ走るのは、明らかに自然に反している。

今の社会の「自然」の見方って、絶対おかしいんですよ。「自然食品」とかね。ある成分がいいとなると、徹底的にそればっかり摂取するようになる。そのような原理主義が、一番自然ということに反しているわけです。

だけど、結論から言えば、いまの若い人に比べたら、僕は社会についてはものすごく楽観的なんですよ。いくらでも、ひどい状態を見ているから、今社会にあるほとんどのルールが壊れたって平気ですよ。人間が作っている社会って、ルールが壊れたくらいでどうかなるような、そんなに不安定なもんじゃないんです。若い人にはその経験がないから、今の社会のルールが全てである、という前提から考えて、不必要に不安になってしまうのでしょうけども。

第三章

原理主義を超えて

養老孟司・茂木健一郎

†ダーウィニズムと原理主義

茂木　養老さんは、一貫して原理主義的な思考には反対されているわけですが、生物学における原理主義ともいえる、ダーウィンの進化論については、どのようにお考えですか？

養老　茂木さんもご存じのように、現在の進化生物学の標準理論とも言えるネオダーウィニズムは、ダーウィンの自然選択説とメンデルの遺伝学説を融合させたものです。偶然起こったDNAの変化が原因となって、生物の形と行動が少しだけ変化し、その変化のうち環境に一番適したものが自然選択されて生き残り、その遺伝子が徐々に優勢になっていくと主張しています。

ネオダーウィニズムの立場をとる論客では、亡くなりましたが、ハーバード大学のスティーヴン・ジェイ・グールドが一番柔らかかったですね。アメリカの哲学者、D・C・デネットはどちらかというと自然選択をユニバーサルなアルゴリズムだと考えている。ああいうやりかたをとると、いつまでたってもダーウィンが正しいという議論が出てくるんですよ。あれは不思議だなぁと思いますね。

茂木　ダーウィンは、まるで資本主義のように、異説、反対説さえとりこんで、膨張していってしまう（笑）。

養老　ダーウィンにはいろんな問題が入っているんですね。近代的な論語みたいなものだという考え方もあります（笑）。いま、四十代五十代の比較的若い世代の学者がダーウィンを見直していますよね。何か仕事をするときにダーウィンを読んでからとりかかる。オックスフォードの連中もケンブリッジの連中もそうですね。ダーウィンをテキストとして、そこで引っかかることについては「ダーウィンはこういっているけど……」というふうにして仕事をやっている。東大の佐々木正人さんが盛んに研究されている「アフォーダンス」の概念もそうですね。私たちの認知は、環境の中にある行動の可能性に導かれているというわけですが、あれなんかは、ダーウィンのミミズの行動の観察にその起源があったりするわけです。

ダーウィンの議論は、一見そこから逃れようがないと思われるくらい、大きなトラップだということです。ネオダーウィニズム批判にしても、それがダーウィニズムに拘《こだわ》っていることは間違いないんですから。

茂木　そうですね。批判されればされるほど、ダーウィニズムがより強固になっていくような印象さえあります。

養老　「そんなこと関係ねぇよ」という話でなぜ済まないかというと、イギリスやアメリカの社会ではダーウィンの考え方の影響が非常に強くて、何か論を立てる時に避けて通れないんですよね。ダーウィニズムというのは、いわば、長年治らないでしくしく痛んでいる虫歯みたいな感じなのです。

ダーウィニズムについて、「根本的に何かおかしいよ」とは、いろんな人が初めから思っているんですよ。とくに、自然の中で実際に生物を観察している人は、ダーウィニズムに違和感を覚えやすい。虫をやっていたファーブルなんかもそうです。ファーブルが観察している現象は、ダーウィニズムでは説明できない。それは間違いないんですから。

さまざまな生命に関する現象がネオダーウィニズムの枠内にあるというのは、あくまでもそのような解釈をすればできる、という話なんですよね。そもそもネオダーウィニズムというのは、破れようのない構造をしている。まず起源として、偶然の変異があると言う。その先に偶然の選択を置く。その変異と選択を経て残った生物が、進化する。こういう論理をいったん立ててしまえば、それは、どうしても壊れようがないんですよ。だからある意味では非常に正しいんですよね。だから、そういう論理がいったんできてしまえば、否定しようがない。ネオダーウィニズムは論理的に破綻《はたん》しようがないんですから。

茂木　まさに似たようなことが、資本主義についても言えるような気がします。労働者の権利の問題、失業時のセーフティネット、環境保護の問題。そのような、資本主義に対抗するようなアイデアが出てきても、必ず資本主義はそれさえも商売のネタにして、自分の中に取り込んでしまう。一見、世界には資本主義以外の解はないようにも見えます。

養老　ある解以外には、考え方がないように見える。僕はそれを、原理主義の疑わしさというんですよ。ダーウィニズムは、一種の原理主義なんです。

僕は進化論の本の編集をしたことがあるんです。その中で出てくる著者の一人が、ダーウィニズムに反対する論を立てる人に対して徹底的に噛《か》みつく人だったんですよ。ほとんど宗教ですね。やはり原理主義なんです。ある議論の仕方が、それ自体で閉じる構造というのは、人間を引きつけて、しばしばその信者を生み出すんですよ。それが怖いんです。原理主義が社会の中で実際に動き出すとこわい。僕は戦争を経験していますから。

茂木　ダーウィニズムも、資本主義も、アングロサクソンが生み出したものです。日本人は、そのあたりは、案外ちゃらんぽらんに考えているかのようにも思えます。

養老　しかし、日本に原理主義がないかというと、ちゃんとあるんですよ。原理主義に対する、ある種の素朴な志向性のようなものがあるんですよ。日本の文化というのは、表向きは原理主義を禁止するような形で運営されています。ところが、日本人の精神の奥深くには、原理主義に対する根強いあこがれのようなものがある。いまの日本人って、自分は原理主義と縁が遠いような顔してみんな歩いてますよね。でも、その日本人が、機が熟せば、突然原理主義になりますからね。そうなると、社会に、原理主義の免疫がないから、かえってこわいことになる。

†原理主義に反対する立場も原理主義になる

茂木 今の養老さんのお話をうかがって、直感的に思ったのですが、たとえば物理主義でもダーウィニズムでも、あるいは資本主義でも良いのですが、原理主義的な考え方と、人間の脳によって人工的に設計された空間、たとえば都市のような空間のあり方はよく似ていますよね。

養老 そうなんですよ。そのことを、私は『バカの壁』(新潮社)の中でも言ったわけです。

茂木 そのような原理主義はまずい、もっとやわらかく行かなくてはならないというのは、考えてみると生命現象の本質そのもののようにも思えます。

養老 そうです。生命の本質を考えれば、原理主義では限界があるということがわかるはずです。日本人は自然に親しむとか、自然にかえれとか、いろんなことを言いますよね、平安時代の文学もそうだし、里山の景観もそうですが、自然を対立するものとは見ないで、それと自分を調和させようとする。日本の文化の一番根本のところは、原理主義ではないんですよ。ところが、この世界では、原理主義と原理主義じゃないものが喧嘩《けんか》すると、どうも原理主義の方に分があるんですよね。だから黒船になるんですよ。

茂木　原理主義というのは、どこか生命主義に反するところがあるというか、タナトス、死への衝動のようなところがあるようにも思えます。あえて生命のやわらかさに背を向けて、きっちりとした、結晶のような世界を志向する。

養老　そうですね。だから逆に進歩的というか高級といえるんですけどね。物理主義、ダーウィニズム、資本主義。すべて、進歩的だし、高級でしょ。

だけど、原理主義はまずいよなぁという感じは、僕の根本にありますよ。それは僕自身のアプリオリです。

僕はカトリックの学校も行っていたし、別に何かを信じる、ということで個人が動いている分にはちっとも構わないんです、ただ、集団化した瞬間に、原理主義って非常にまずいことやりますからね。あれが不思議なんですね。

ダーウィニズムだって、一人一人の学者がそれを信じて研究している分にはいい。ところが、それが学会で集団化すると、それ以外の思想を明らかに抑圧しますからね。そのような集団化した原理主義が、もっとも恐るべきものなんです。

もっとも、こんなことを言っていると、「お前も反原理主義っていう原理主義じゃねぇか」といわれる可能性がある（笑）。いろいろな意味で、原理主義というのは、人間の思考にとって、やっかいな存在なんですよ。

茂木　今養老さんの言われたことは、たいへん大きな問題を提起していますね。

科学に限らず、自分たちは近代的だ、進歩的だと思って人間が何かをしようとすると、ほとんどいつもそこに原理主義が立ち現れる。これは、どうすることもできないことなのでしょうか。

ジョン・マドックスという「ネイチャー」の元編集長が、「分子生物学はまだ科学になっていない」というような言い方をするんです。分子生物学というのは、一つの原理主義にまで昇華されていなくて、知識の寄せ集めに過ぎないという言い方をするわけですね。確かに、私の心の中でも、たとえば物理学にくらべると、分子生物学はマダマダだと、マドックスのそのような言い方に共感する部分がある。それは、原理主義への危険な誘惑なのでしょうか

（笑）。

原理主義にいかに対抗するか。そのような言い方をしてしまうこと自体がマズイのかもしれない。養老さんが言われるように、対抗軸という言い方がそもそも原理主義の罠《わな》にはまってるのかもしれない。ミイラとりがミイラになってしまう可能性もある。

養老　その危険性は、今西錦司さんに対して僕が思ったことですよ。

自然選択ではなく、「棲《す》み分け」の重要性を強調する今西進化論は、一見、ダーウィニズムに代わる生物というものの見方を提供しているように見える。

でも今西進化論と称するものが、ダーウィニズムに対するアンチとして立つかといったら、それはやっぱり一つの原理主義に陥ってしまう。今茂木さんがいったとおりなんですよ。あるものをアンチとして立てた瞬間から、やはり原理主義になってしまうんです。そこが原理主義の強いところなんですね。なんだかんだ言っても、やはりその中に閉じこめてしまうような性質を持っている。

†都市と脳化社会

養老　原理主義は、それを支える大きな社会的基盤があってはじめて成立するのだと思います。

だから、都市の話になるんです。原理主義というものは、基本的に都市のイデオロギーですから。

田舎に暮らしている限り、目の前の自然から逃げられないんですよ。原理主義になっている閑《ひま》がない。ところが都市に入っちゃうと、全部が人間の意識になってしまう。そうすると、その中で一番強いのが原理主義なんですよ。それは、意識が持っている典型的な性質です。だからユダヤ人は滅びないんです。その代わり彼らは基本的には都市にしか住まない。都市に住んで都市を造りだしていく。それでその中にある一番強い原理主義をまた生み出していく。そうやって、都市が増殖してくるわけです。一種の自己適応現象です。そういうことを考えると、都市がある限り、人間は原理主義とは縁が切れないということがわかる。

茂木　都市化することが、すなわち近代であり、進歩であるという考え方と、原理主義を立てることが近代であり、進歩であるという考え方が、密接に結びついて進展していくわけですね。

養老　イスラムというのは、いまどちらかといえば世界の田舎のようなところで信じられていますから、一見、田舎こそ原理主義が強いというようにも思われます。しかし、イスラムというのは、本来は都市イデオロギーなんですよ。千夜一夜物語を見ればよく分かります。

これは聞いた話だけど、エジプトに親子三代がおのおの造ったピラミッドがあるそうです。大きいのがおじいちゃんで少し小さいのがお父さん、いちばん小さいのを孫が造った。孫の造ったチビのピラミッドに入ると、ヒエログリフがある。つまり、土建文明が文字文明に移るということなんです。土建社会からイデオロギー社会に移行しているんですよ。

茂木　何だか、昨今の日本の話をうかがっているようです（笑）。

養老　土建社会の時は多神教なんですよ。ローマもそうだしギリシャもそうです。ローマの土建というのはすごいですよね。道路と水道でしょう。秦《しん》の始皇帝もそうなんですよ。始皇帝が何をするかというと焚書坑儒《ふんしょこうじゅ》です。イデオロギー嫌い。それでやたらと土建をやるんです。始皇帝の時代が潰《つぶ》れると漢になるわけです。そして、漢になると論語というイデオロギーが正面に出てくる。

土建というのはエネルギー問題とか環境問題を考えたときには、非常にまずいやり方なんです。それで全部、最後は破綻してるんですね。

そういう意味では、明らかに書物の方が強いんですよ。だけど書物のまずいところというのは、逆に外部環境としての、都市を要求するということです。それで結局、都市環境が無限に増殖するんです。

茂木　土建社会が終わったと思ったら、結局都市が増殖してしまうわけですね。

養老　アメリカは、そういう都市エネルギーがプロテスタンティズムとして飛び火したところです。だから、彼らの自然の扱いというのは、非常に乱暴なわけです。アメリカ人というのは、自然から上がってきたのではなく、都市から降りてきたんですからね。

同じ都市から降りてきた宗教でも、僕自身が自分に馴染《なじ》むのは仏教なんです。お釈迦《しゃか》さんという人は間違いなく都市の住民だったんですよ。それをやめて、菩提樹《ぼだいじゅ》の下で涅槃《ねはん》で悟りを開いている。あれは都会人の始めたエコロジー運動のようなものなのです。

†手入れと、都市のイデオロギー

茂木　私が養老さんにいろいろお話をうかがっていて、感銘を受けたことの一つは、「手入れ」という概念です。そう言われてみれば、日本の里山の自然は、山を手入れして、そこに豊かな生態系を維持するという形で保たれてきたようにも思います。また、「手入れ」は、私たち人間の意識が、自分の無意識と向き合う時の基本的な姿勢を考える上でも、大切な考え方のように思います。

「手入れ」が大切だ、という視点からみると、アメリカの自然に対する態度は乱暴なようにも思います。アリゾナの砂漠を車で走っていると、「ここは○○国立公園だ」という看板が立っています。いわば、看板が唯一の人間活動の痕跡《こんせき》で、あとは手つかずの大自然が広がっているわけです。

自然を手つかずで残していて立派なようにも思える。一方で、ひょっとしたら、あのような看板を立てることで、その手つかずの大自然を、「これはオレのものだ」、「人間のものだ」と囲い込んでいるようにも感じられる。そのような点に、どうも違和感を覚えます。

日本人が、身近にある自然に対して親しみを感じ、山を手入れして、山里のユニークな生態系を維持するという思想とは、全く違うものなんですよね。

養老　地球温暖化を巡る京都議定書の問題について、新聞に書いたことがあるんです。結局エネルギー問題は突きつめればアメリカの問題なんです。個人当たりのエネルギー消費量が世界一なのはアメリカなんですから。だから、誰が猫の首に鈴つけるんだということでしかない。

突きつめれば、アメリカの問題だ、ということが現実に分かってきている。これはいいことだと思ってるんですよ。国際問題でアメリカが孤立して行動しなければならなくなれば、それでアメリカが特殊な国であるということに気がつく。気がつかざるを得ないんですよね。「あんなにエネルギーを使っちゃあまずいよ」というのは、やはり誰かが言わなければならない。アメリカは、世界一の強国ということになっています。そんなことは当たり前なんですよ。エネルギーをあれだけ使ったら強くなるに決まっています。そのエネルギーを使いまくって強くなったアメリカの首に、誰が鈴をつけるか、ということが、地球環境の問題だということです。

茂木 養老さんの、脳化社会の話で思い出したことがあります。税務署に確定申告に行くと、様々な光景に出くわすわけですが、ときどき、所得を申告するというのは脳化社会の象徴だな、と思うことがあります。確定申告の会場に行くと、小さな商店のおばあさんが、一生懸命書類を書いている。それを見ていると、「ああ、このおばあさんは、税務署の形式にむりやり合わせているんだな」と直感的に分かるんです。

恐らく、その零細な商店のおばあさんは、経費とか売り上げなんて綿密には把握してないと思うんですよ。ところが税務署は、厳密な公式に従って税金を計算するわけです。そこに不整合性があらわれるけれども、相手に合わせなくてはならないのはおばあさんの方です。これは、まさに、自然と脳化社会の関係そのものだな、と思ったんです。

養老　そうです。

茂木　本来、自然はいい加減で、おばあさんもそうなんだと思う。恐らく、おばあさんは、一年の内三六四日はいい加減にというか普通に生きてきた。それで、確定申告の日になって、売り上げとか、経費だとか、そういうことについて、何らかのフィクションをそこで書かなければいけなくなった。あのおばあさんが一生懸命書類を書いている姿は、とても印象に残りました。

養老　システムが嘘を強制するんですよ。献金の申請なんかもそうですし。僕も不思議でしかたがないんですよ。嘘というのはそういうところから発生したんじゃないでしょうか。つまり、自然と形式の関係において、嘘が発生する。

茂木　お米のブランドのイメージを守るために、他の銘柄のお米を混ぜるという話もそうですね。たまたまある年のできが悪いと、他のお米を混ぜてまでも、そのブランド米のイメージを維持しようとする。できのいい、悪いは自然の現象で仕方がないことなのに、人間が頭の中でつくったブランドのイメージの方に、自然をむりやり合わせようとする。

税務署や、ブランド米のような例だと、「何か変だな」と分かりやすいんですけれども、なぜか、ダーウィニズムとか物理主義のような世界観、イデオロギーになると、人はコロリと騙《だま》されてしまう。

養老　それはやはり、そのようなイデオロギーの適用範囲が広くなるからでしょうね。それが目くらましになってしまうのでしょう。だけど僕は、結論から言えばやはりダーウィニズムのほとんどの説明は嘘じゃないかと思っています。さっきも言ったけど、ダーウィニズムは反証しようがない形をしてるんですよ。

茂木　科学哲学のカール・ポパーは、反証可能なものが科学だと言いました。養老さんに言わせると、ダーウィニズムは科学ではないということになるわけですね。

養老　そういうことになるんでしょうね。だって、ダーウィニズムは、自己言及みたいなものですから。反証のしようがないんですよ。

それでも、あえて「ダーウィニズムは間違っている」と言えば、必ず、「じゃあ、別の原理を立ててみろ」と言われてしまいますから。「それは同じ原理主義だから嫌だ。俺は拒否する」というと、結局「あいつ何言ってるんだか、わからない」という話になってしまうんです。

結局、僕は根本的にはダーウィニズムという考え方そのものに反対しているのではない。どちらかと言えば、原理主義的な考え方、ものの見方に対して反対しているんです。

茂木　いろいろお話をうかがっていると、養老さんの、原理主義に対する警戒心は、根深いものであるという気がいたします。

養老　そうです。何か怪しいという本能を持ってるんですよね。ポパーの言うとおり、何でも説明する理論というのは怪しいんですよ。物理学しかり、ダーウィニズムしかりです。

　ポパーは、ナチズムを経験しています。ああいうものを通ると、人間は何か嗅覚《きゅうかく》のようなものが身につくんですよ。ヨーロッパの近代の持っている思想的な志向性は、原理主義に向かっている。それは危ないというのが、僕の素朴な感覚ですね。

　日本もかつて、原理主義を標榜《ひょうぼう》しているように見える時代があった。それじゃあ、日本の戦前が原理主義を支えるという意味で、都市主義だったかというと、そうではなかったと思う。田舎と都市の奇妙な混淆《こんこう》ですよ。だから、原理主義、都市主義の本場であるヨーロッパから見ると、やってることがめちゃくちゃに見えるんですよね。原理主義者に対して申し開きができない格好になってしまう。

†経済成長とはなにか？

茂木　ちょっと話が飛ぶようなんですけど、現代における原理主義ともいえる、資本主義の経済システムについて、以前から考えている問題があるんです。それは、つまり、経済成長とはいったい何なのだろうということです。

資本に利子がつく。利子を払うためには、経済が成長しなければならない。資本主義というのは、いわば、経済成長を制度的に必要とするシステムですし、実際、私たちは経済成長率に一喜一憂するわけですが、その肝心要《かんじんかなめ》の経済成長と呼ばれている社会的現象の本質とは、一体何なのでしょうか?

東南アジアの国に行くと、朝六時ぐらいからなんにもしないでボーッと道ばたに立ってる人たちがいる。朝からボーッと立っていたら、それはもちろん国内総生産には貢献しない。しかし人間の幸福ということを考えたら、むしろ朝からボーッと立っていてもいいかもしれない。経済が成長するとは、すなわち、人間の活動を、全て経済の価値に置き換えていくという運動だとすると、朝からボーッと立っているというのは排除されてしまう。

現代において、人間の活動の全てを巻き込んでいくかのように見える経済成長とは、いったいなんなのでしょう?

養老 システムですね。要するに経済システムの持っている本質的な性質なのでしょう。

茂木 経済成長が、単なる量の増大ではないことは、すぐわかるんです。たとえば、実質経済成長率を計算するためには、物価がいくら上がったか、下がったかを表すデフレーターという指標をつかう。物価が同じだとしたら、どれくらい経済規模が変わったか、というのが実質経済成長率という概念ですね。

たしかに、ミルクだとか、パンだとか、米だとか、それほど性質が変わらないものについては、デフレーターという指標に意味があるかもしれません。しかし、たとえば、同じテレビでも、チャンネルを回していたのがリモコンになったり、ブラウン管がフラットパネルになったりして、その実質が変わってしまっている。実質が変わってしまったテレビの価格が、一年前とくらべてどうか、と考えても意味がありません。情報技術がますます発展する中で、そもそも、「実質」どれくらい成長しているか、という目安になるデフレーターが単純にあてはまる商品の品目が、少なくなってしまっているわけです。

だとすると、経済成長というのは、本当は量の増大ではなく、経済の実質が変わることを指すんだろう。その実質が変わることを、むりやり貨幣価値に置き換えて、何パーセント成長した、プラスだマイナスだ、とやっているわけですが、本当は、もっと違ったことが起こっている。

では、いったいなにが起きているのか？　経済成長という得体の知れないものが、自然を破壊し、エネルギーを浪費して起こっていくことを、それが一体何なのかを把握しないで、このまま認めていって良いのか？　経済成長ということが、一国の政策目標として疑い得ないもの、一つの原理主義のようになっているのが現状ですが、いったいなにが本質なのか、つかんでおかないとやばいなあ、という気がするのです。

養老　経済と人間が名付けるシステムが成長している。そうとしか、いまのところ答えられないんじゃないでしょうか。僕もそのことは、しょっちゅう思いますよ。

†自然の循環、経済システムの循環

養老　僕の場合、「金とは何か」ってまず考えたんです。さんざん考えてみても、よく分からない。一番似てるのは何だというのを、脳をやってる僕らの感覚でいえば、神経細胞から神経細胞に情報を伝えるインパルスみたいなものですね。インパルスは、一秒間に何回と、数えられるじゃないですか。しかも何でも表すことができる。聴覚から入った信号も、視覚から入った信号も、結局は電気的インパルスになる。何でも表すことができて、しかも数えられる。お金と、神経のインパルスは似ていますよね。

茂木　確かに、単一のものが、世界の全てを覆い尽くす、という意味で、お金と神経インパ

ルスは似ていますね。

養老　僕は経済学の理論を構築するほど暇でもなければ興味もないから、そこまででやめておいたんです。でも最近になって、いくつか思ったことがあります。

一つは、エネルギー問題と経済をくっつけると何が起こるかということです。落語の「花見酒」ですよ。八《はっ》つぁんと熊さんが、酒樽《さかだる》真ん中につるして、それで八つぁんが熊さんに一〇文渡して一杯飲ませろ、と言う。で、熊さんが飲ましてやる。今度は熊さんが八つぁんに一〇文渡してまた飲む。そうすると真ん中の酒はどんどん減っていって、両方とも酔っぱらってくるけど、経済統計を見るとちゃんと成り立っている。その間、酒という資源は減り続けているわけです。

だから経済というシステムが、資源問題とかエネルギー問題とかを度外視しているっていうことは、「花見酒」を考えただけでもはっきり分かるでしょう。つまり、経済というのは、明らかに頭の中の作業だよということですね。

茂木　確かに、人間というものは、お金というお酒が入ると、みんないい気持ちになって酔っぱらうものかもしれません（笑）。

養老　それからもう一つ、いまの経済が典型的にやっていることをもうちょっと複雑にいうと、コンビニの弁当問題ですよ。コンビニの弁当が四割売れ残る。その売れ残りを生ゴミで処理したいので、コンビニ会社が生ゴミを堆肥《たいひ》にするために工場を造った。堆肥そのものも売れるし、リサイクルが可能になったというので、非常に評判が良くなった。

僕がその時思ったのは、「はて四割が循環しているのか」ということです。つまり作物を作って弁当の中に入れて、弁当から堆肥になって、また作物が弁当になるでしょう（笑）。四割が人々の口に入ることなく、ループを回っている。仮に、売れ残りのままループを回る割合が六割になり、八割になっても、経済システムとしては依然としてOKなのでしょう。

茂木　結局、経済というものは、回っているだけだということですね（笑）。

養老　回ってるようだけど、そのサイクル自体が、実は人間と関係がなくなっちゃった。その段階で、経済システムの持っている冗長性がかってに肥大していくしくみができた。

昔は、考えてみれば、人間が、一〇〇パーセント、作物から堆肥までの循環に組み込まれていたわけですから。

茂木　そう言われてみれば、そうです（笑）。

養老　人間が作物を残さず頂き、その排泄《はいせつ》物がまた畑に行ったわけです。あれは最も合理的な循環だったんです。今は、コンビニの弁当に象徴されるように、合理的と称して極めて不合理なことやってるんですよ。だから、現在の経済システムは、ある意味で浮いてしまっているんです。

都市の根本はやはり、そういった商業、工業ですよ。手工業者と商業者、貴族が集まったのが都市です。それは、もともと、世界の一部にすぎなかったんですよ。ところが日本の場合は、その一部のはずのものが、全部に拡大してしまった。日本全体がその経済循環の中で、浮いてしまうことになった。それでわけが分からなくなってしまったんだと思うんですよ。

つまるところ、現代の経済システムというのは、頭の中の生活です。頭の中での生活の一番の危なさというのは、前提を変えたらガラッとひっくり返るということでしょう。その手のパニックをバブルと呼んでるわけですよ。バブル経済のころに何が起こっていたかと言えば、世界的な余り金が、ザーッと音を立てて動いていただけでしょう。それが個々の実体経済に対して、傷を与えた。そのように普通は考えている。だけど、いわゆるバブルの崩壊で、実体経済が本当に傷ついたのかというと、僕は疑いを持っている。要するに、日本政府が徳政令を出してチャラにしてしまえば、終わっちゃう話ではないのかなという気がいつもしてるんですよ。

人間は、もともとはそうやわなもんじゃないです。経済では、信用が大事だというけど、経済自体をあまり信用しすぎるのもまずいんじゃないかという気がします（笑）。実感としてそんな感じがするんですよ。要するに、信用というのは、金を使う権利でしょう。金を使う権利をみんなが遣《や》り取りしてる。つい錯覚して、金があればいろんなことができると思うんですが、逆に言えば、使わないかぎりなにもできないんですからね。

茂木　考えてみれば、銀行の計算上の借金がどうのこうのという理由で、実体経済までボロボロになってしまうのは、頭でっかちになりすぎて、神経症で身体の本当の調子が分からなくなってしまったようなものかもしれませんね。お金で酔っぱらったアタマが、お金が切れた、と言って禁断症状で騒いでいる。ところが、冷静になって身体を見たら、そっちは健康そのものだったりする（笑）。

†流通性の罠から逃れること

養老　ニクソンは、その意味では、すごいですよ。貨幣と金を結びつけていた、金本位制をあっさりやめてしまったんですから。金本位制は、自然の産物に対してリンクしていたということが大事だったんですよ。でも、そのリンクを切った以上は、もはや、貨幣価値というのはコンピュータの中の数字ですからね。そんなものを信用しているんだというのは、誰だって本当は考えないといけない話なんです。

経済の実態がそこまで行ってしまうと、考え方を変えないといけないと思うんです。そのようにいわば怪物になってしまった経済システムと向き合おうとすれば、自分の中にどのような価値観を持つのかということが、非常に重要になってきますよね。

私は、こんな風に考えています。お金を使い、資源を使ってやった仕事は、そういう風にしてやった仕事だということをはっきりしろ、ということです。お前が自分でやったんじゃなくて、お金や資源がやったんだろうと、価値の評価を切り離すということです。そのようにして、やはり経済は経済の中に閉じこめてやらないといけないんです。

だれかが、都庁のビルみたいなのを建てていばっていたら、「何バカなことをやってるんだ」といわなきゃいけないんです。「これ作るのに何億掛かった」って自慢されたら、何億も掛けてそんなバカなものを作るのはやめろ、とそういう価値観を持たなければならないんです。

茂木　なるほど。今は、お金を沢山使うと、それだけエライような風潮がありますけれども、お金はお金で経済システムの中に閉じこめて、その枠の外から、何やっているんだよ、というような視点を持つということですね（笑）。

たいていの人はお金になることだったら「やってます」と胸を張るんですけど、そうではなくて、プライベートなことだと「いや、あれは余技ですから」といいますね。そういう意味でいうと、養老さんの昆虫も余技ですよね。でもほんとうはその余技の方が自分の楽しみとか、ある種の心の働かせ方からいうと、実はメインだということがあるわけですよね。

案外、お金のことは、オレの関心じゃあない、と枠をはめて距離を置くことが、経済という原理主義に対して身を処する一つのやり方かもしれませんね。

養老　僕は生まれてこの方ずーっと、世の中とつきあって生きています。別ないい方をするとつきあわさせられて生きているんです。いつでも塀の上にいるんです。塀の中に落ちちゃうと、普通の人になる。塀の外に落ちると、いっちゃった人になる。塀の上を歩くということは結構芸がいって、緊張感があって面白いんです。だから、原理主義がちゃんとしたものとして存在してくれた方が、いいのかもしれない。塀の上が塀の上でなくなっちゃうのがいい社会かどうかもよく分からないですから。

第四章

手入れの思想

養老孟司・茂木健一郎

✝人工物・自然物

茂木　養老さんは、甲虫類をずっと採って来られて、最近ではヒゲボソゾウムシを集中的に集めていらっしゃる。私も、子供の頃蝶《ちょう》を採ることに熱中して、北海道から九州まで、いろんなところに行って、標本をつくりました。今でも忘れませんが、大学院の入試の時に、蝶を採るのが趣味だ、と言ったら、試験官の先生がたまたま蝶を採るのが趣味で、「それじゃあ君、ギフチョウとヒメギフチョウの違いを言ってみたまえ」と質問されたことがあります。

その質問にはなんとか答えられて、試験にもなんとか合格したのですが、同じ虫好きとして、養老さんには大いなる親近感を抱いております（笑）。

養老さんが最近人工と自然の関係をよく議論されることに関して、以前からお聞きしたかったことがあります。

養老さんは、標本箱に閉じこめた昆虫は自然だとお考えでしょうか、それとも人工だとお考えですか。

養老　自然と人工の両面を持っていますね。

人間が採って並べているという意味では、人工です。ここで面白いのは、標本箱の中に入れた時から強まってくる自然性があるということです。それは解剖の時の死体と同じですよ。生きているときは、あまり人間のことを自然とは思っていないですよね。でも死んだ瞬間からは、どちらかと言うと自然性が強く出てくる。逆説的に聞こえますが、鍵《かぎ》になるのは意識のあるなしです。要するに、どうやら、意識が介在しなくなると、自然性が強く出てくるように思われるのです。

茂木　意識が人工を規定している、というようなことでしょうか。

養老　そうです。環境問題を例にあげてみましょう。

環境問題を考えるとき、普通にされる議論から、一つ抜けているというか、重点がずれている点があるんです。みんな、環境とは、人間とは関係のない外部の環境だと思っている。人間と環境との関係について、あまりきちんと考えていない。

だから、アメリカ流の国立公園だと、とにかく自分の持ち込んだ物全部持って帰れとか、排泄物まで現場に残すなというふうなやり方をするでしょう。そのようなやり方を突きつめていくと、環境保護というのは「人間と関係ない物を残せ」という奇妙な主張になってくる。しかし、考えて見れば、自然というのは、大気の循環だってありますから、人間の営みと全く無関係ではありませんよね。そもそも、人間だって、自然の一部なのですから。

そう考えると、普通の意味で言う「自然」とはなんなのか、「環境」とはなんなのか、よく分からなくなってくる。特に、人間とかかわらないのが自然である、と定義しようとすると、いろいろな矛盾が生じてきて、やっていけなくなるのです。

それでは、自然をどのように定義すれば良いか。僕は、自然というのは「意識が作らなかった物」だと定義しています。そうすると、死んだ虫でも生きた虫でも、そういう意味で自然性を持っているんですよ。

そう考えると、逆説的だけど、人間の場合は死んだ途端に自然性が露呈してくるんです。そのような形で、自然と人工の問題と、脳や意識の問題をつなげたらどうか、という発想をある時期に持ったんですけどね。

茂木　なるほど。確かに、そう考えると、すっきりしますね。

養老さんの言われる意識の問題は、対象を管理できるかどうか、という問題につながるような気がします。人間にとって、無意識とは、意識が管理できないものでもあるわけです。

養老さんがよく言われることですが、都市の空間の中に自然が入ってくるのを脳化社会の人間が嫌うのはなぜかというと、管理できないからですよね。だから、一生懸命雑草を抜こうとする。

管理できるかできないか、という意味で、私は、標本箱の中の昆虫の死骸《しがい》についてここのところ考えていたのです。

昆虫の死骸を自然の中に置いておくと、腐敗し、分解されます。そうならないように保存するためには、ナフタリンなどの防虫剤で管理して、維持しなければならない。

私は、昆虫の化石を集めるのが好きです。特に気に入っている、まるで腕まくりをしているような形をしたヤゴの化石があります。標本を前にした時の感覚と、化石を前にした時の感覚は、なんとなく違うようです。

標本は、確かに養老さんの言われるように、意識がつくりだしたものではないですから、自然だと考えることができる。一方、それを維持するためには、意識が管理しなければならない。その意味では、意識と自然が交錯している存在であると言うこともできる。

化石の場合、死骸が土に埋まって、それが長い年月の自然の作用で一つの平衡点に達している。その意味で、化石は、それを土から掘り出して部屋の中に置いてあるという点をのぞけば、純粋に自然の作用がかたちになったものと考えることができるかと思うのです。

養老　自然と意識が交錯するというのは、おそらく、僕の仕事のポイントですね。

僕は解剖をやっていたから、相手が死んでるんですよ。最初に解剖をやって本を書いたときに何を思ったかというと、死んでいる人間でないと観察はできないということでした。それははっきりしているんです。生きている人を解剖してはダメだ、というのは、倫理的な問題だとみんな思っている。必ずしもそうじゃないんです。生きてるものを解剖するというのは矛盾なんですよ。生きているもののかたちを、はっきりと見ることはそもそもできないんです。

茂木 生きているものは、止められないということですね。

養老 止められないですよ。常に動いてしまうんだから、解剖のように、そのかたちをはっきりと見極めようとするアプローチとは相性が悪いんです。

生きている物を扱ってるのと、死体を扱っているのでは、なにかが根本的に違うんですよ。要するに死体はスルメだというわけです。

話は、解剖だけにとどまらずに、科学そのもののやり方にかかわることとです。科学というのは、要するに、生きてるものを止めてるわけです。動いているものを止めて、データを採っているわけですから。そうすると、データは生き物ではないということになる。その止まってるはずのデータが科学の中心をなしているわけです。

それでも、生きているものを材料にしてデータを採っている人は、僕みたいに最初から死んだもの、止まったものを相手にしている作業は、一段、価値が低いと思っているんですよね。

茂木　本質的には同じことをしているはずなのに、違うと思っているわけですね。

養老　そうです。医学部にいたからよく分かるんですよ。生理やったり薬理やったりしている方が、生きている人を扱っているんだから、ずっと高級な作業だと。解剖なんてやっていたって、生きているということはわからないと考える。それが、「スルメを見てイカがわかるか」ということなんです。

だけど、よく考えてみれば、生きものを相手にしている人だって、本当にスルメじゃなくてイカを見ているのか、ということになる。生体をデータにするという作業を通して、生きたままが本当に分かるのか、ということになる。データにするためには、止めなくちゃいけない。生きてるものを完全に止めちゃうというのは、たとえば冷やせばいいんだけど、冷やすと氷ができて組織を破壊するから、実質的には不可能です。それでも、それができたら、という仮定をすれば、なんのことはない、形態学者にとって理想的な世界ができる。でもそうなると、解剖学とやっていることが変わらなくなっちゃうんです。

茂木　養老さんの場合、形態に対する関心が尋常ならざるもののように思います。昆虫をやる人というのは、たとえば、コレクションすること自体に情熱を燃やしたりする。美しい種ばかり集めたり、希少種を集めることに執念を抱く方もいる。どうやら、養老さんが昆虫を集める動機は、コレクターたちとは違うようですね。

養老　違いますね。コレクターの気持ちはそれで分かりますけどね。

私がやりたいのは、要するに、自然のかけらを採ってきて、それをなにかの形にするということです。なにかというのは、必ずしも論文とは限らないけれども、一種の思考のデザインをするということです。昆虫の標本というのは、要するに私にとっては考える種なんですね。

僕はいま、いろんなゾウムシをたくさん集めてきて、ただ測ってるんですよ。それがとてつもなく面白いんです（笑）。たとえば、いろんな性質が正規分布するというけど、ほんとに正規分布するのかとか。どの程度、同じ場所でたくさん標本を採ってくれば、そのようなことが言えるのかと。そんなことが、とても面白い考える種になる。

茂木　僕は、養老さんのように形に執着するというよりは、自然の中で虫たちと遭遇すること自体に喜びを感じるタイプだったのかもしれません。キラキラ光る蝶を追って、野山を駆け回っている時間が一番幸せに感じていました。いったん手中に収めてしまった蝶は、自然というよりはある種の人工物のように感じていたのかもしれません。

だから、子供の頃蝶を追いかけていて、一番印象に残っているのは、もう少しのところで逃がして採れなかったやつです。採れなかったからこそ、「ああ、あの時、羽の色が青空に映えていたなあ」とか、「ネットを振った瞬間、胸がどきっとしたなあ」などと今でも思い出すのです。

養老　破片を採ったのに、虫を見たことがないというのもありますよね。

山の中で、甲虫の破片を拾ったときに「これ、何の虫だろう」と思ってね。ものすごく気になる。逃げたやつも気になりますけど、破片というのは実物がある程度手に入っているだけに、もっと気になるんですよ。それが自分の知っている虫のどれにもはまらないとなると、ますます悔しい（笑）。

標本というのは、私にとって「自然そのもの」というよりも「自然の一部」ですから、そこから想定される裏側の世界が非常に広がって見えるんですよ。だから見慣れない虫を見ると、どうやって暮らしているんだろうかとすぐ考えますよね。標本で見ていてさえもそうなんですよ。ちょっと変わったやつを見ると、「エッ、こんなのいたの」と思います。それまで知っていた虫のレパートリーの中にないやつを見ちゃうと、世界がぱーっと開けるような気がする。そんな変なやつが、どこで、どうやって暮らしてるんだろうと、いろいろと想像が膨らむんですよ。

だから、僕にとって、標本というのは自然に対する想像の種みたいなものです。自然について考えるヒントになるんです。そのヒントは多ければ多いほど良いから、結局はコレクションになるけれども、コレクターとは動機が違うんです。

茂木　自然について考えるヒントとしては、自分が採った標本と、他人が採った標本では違いがありますか。

養老　他人が集めた標本というのは情報が欠けているんですよ。イマジネーションを膨らませていくときの情報が欠けている。つまりどういう状況で、どのようにして採ったかという情報が全部欠けてしまいますから。その意味では、やっぱり自分で捕まえた虫の方が、自然について考えるヒントになる。

茂木　養老さんの言われるように、現代は脳化社会で、都市の中には人工物ばかりがあふれている。都市の中に自然物がないことを当然だと思っていて、意識がコントロールできない自然物を排除しようとする。そのあたりに、確かに、私たちの文明の問題点があるように思います。

一方で、さきほど、化石は自然のプロセスの果ての一種の平衡状態だと申し上げましたが、もともとは人工物でも、自然のプロセスを経て、徐々に化石のような自然性を帯びてくるものもありますね。

人工物が古くなればなるほど、故事来歴とか、当時の文化的な背景とか、現代人の意識が必ずしもコントロールできない側面が増えてくる。その意味では、人工物が自然性を帯びる場合もあると考えて良いのでしょうか。

養老　人工物が自然性を持っている面もあるでしょうね。とくに、日本の文化は、割合にそれを使っているんですよ。木でつくられたものだと、そこに年輪が見えているとかね。建物を含めて、多くのものが木でつくられていますから、少しずつ壊れていって、その壊れていき方自体が、一つの風景になっている。あのようなケースでは、人工と自然が渾然《こんぜん》一体になっていますよね。

時間が経てばたつほど、人工物は自然物に変わっていくんですね。茶碗《ちゃわん》なんかそうでしょう。来歴があって、一個しかなくて。要するにかけがえがないという形になってきたときに、人工物というのは自然物の方に移行していく。遺跡もそうですよね。だから、考古学をやっている人は、自然の中のさまざまなものを調べる博物学をやっている人に近くなってくるんです。おそらく、考古学をやっている人は、対象が人工物だとはほとんど思ってないんですね。

†神は細部に宿る

茂木　さまざまな経験が統合されて人格ができていく過程で、思わぬ経験が思わぬところに影響を及ぼすことがありますね。

私は、少なくとも若いときは、物理学のような一つの考え方で世界を統一的に理解したい、という希望を抱いていました。それに対して、養老さんはどうやら原理主義に反対するという気持ちが最初から強かったようです。なぜ、そのような考え方の違いができたのか、養老さんの戦争体験とか、育った環境の違いとかさまざまなことが影響を与えているのでしょうが、最近、ふと、子供のときにどのような虫を採っていたかということも関係しているのかもしれない、と思いました。

私が採っていた蝶の場合、少なくとも日本国内に関する限り、そもそも二五〇種類しかいませんし、みんなが欲しがるような「スター」の蝶はだいたい決まっています。どこかに採集に出掛けても、ぱっと見れば、それが重要な蝶か、それともどうでもいい蝶か分かってしまいます。私は五歳くらいから蝶を追いかけていましたが、どうやら、その頃から、ぱっと見て、「あれは重要だ」、「あれはどうでもいい」と判断するくせがついていたらしい（笑）。

大げさなようですが、「蝶の世界観」のようなものがもしあるとすれば、それは、要するに、世界にはいくつかの重要なものがあって、それさえ押さえておけばあとはどうでもいいというようなことになります。後にアインシュタインにあこがれて物理学を志したときも、子供の時に身に染みついた「蝶の世界観」と、世界にはいくつかの重要な法則があり、それさえ押さえておけば世界のことはだいたい分かるという「物理学の世界観」の間に、それほど違和感はなく、そのためにすーっと入っていけたのかもしれない（笑）。

一方、養老さんのように小さな甲虫類をやっていると、世界の中には何か訳が分からないものがぐちゃぐちゃとあって、ぱっと見ただけでは、どれが重要なのかよく分からない。そもそも種類でさえも、持って帰って良く調べてみないと分からない。蝶のように、見た瞬間に、これとこれだけ採っておけばいいや、というわけにはいかないので、とにかく一網打尽で探ってきて、家で調べるんだといつかお話しされていましたよね。

一人の人間がいろいろ経験すると、その経験一つ一つはお互いに関係がないように見えても、結局同じ脳で処理しているから、めぐりめぐって思わぬ影響を及ぼす。その意味で、私が子供の時蝶をやっていたということと、養老さんが甲虫をやられていたということが、成長して青年期を迎えたときに原理主義的な考え方に心をひかれるか、それとも敬遠するか、というような一見関係のないような認知の癖にも影響を及ぼしているのかもしれないな、と思ったのです。

養老　そういうことは、あるかもしれませんね。

私が世界をどういうふうに見るかと言いますと、一言で言えば「神は詳細に宿る」ということです。つまり、私にとっては、細かいものこそが大事なんです。そもそも、考えてみれば、いわゆる誰でも大事だと思うようなことというのは、馬鹿げていることも多いんですね。誰も大事だと思わないことこそ、じつは大事だったりする。

たとえば、個人にとって死ぬというのは一大事です。誰かが死んだことに対して、「ざまあみろ」などと笑ったりすれば怒られます。しかし、人の死は、くだらないことと言ってしまえば、確かにくだらないことでもあるんです。なにしろ、世界中でおそらく一分間に何百人か何千人かが、死んでいると思うんですね。そうすると、そんなにありふれたことは、そう大した事件じゃないとも言えるんですね。

だから、どんな物事でも、詳細を見る作業を積み重ねれば積み重ねるほど、価値観が、いわゆる「大事なことが大事」というのとは違ってきます。科学の中では、宇宙論というのは非常に大きなこと、そして、極めて普遍的な原理だと考えられていますが、そういうものはごく普通に生活している人にどれだけ関係があるかと言うと、まったく関係がないんじゃないかとも思うんです。

物事を見るときに、大づかみにする見方と、詳細にこだわる見方というのは確かにあって、その違いがどこから来るのか、それはなかなか面白い問題だと思うんです。

私のように考えた人は昔からいるわけで、だから、ヨーロッパに、「神は細部に宿る」という考え方があったわけですから。

†世界の部分から、全体を知ること

茂木　養老さんが、先ほど、「虫のかけらを見つけたときに、体の一部がこういう形をしている虫というのは全体はどうなんだろう」と想像すると言われましたが、それは、世界の部分を見て、全体を想像してみる、というようなアタマの働かせ方につながるのかもしれませんね。

養老　よく知ってる虫でも、かけらだけになって見せられると、何の虫か意外に分からないことがあるんです。

足一本だけ見つけたときに、「これ何の足だ」と聞かれると、意外に分からないんです。そもそも、見慣れた虫でも、足一本だけにして見たことないっていうことが多いんですね。

茂木　身の回りのものでも、その一部分を拡大して写真にすると、よく分からないことがありますね。

養老　おそらく足一本見つけても、普通、その足がセミのものなのか、ゴキブリのものなのか分からないと思うんです。そのように、細部を詳細に見ていくと、世界が違って見えてくるんですね。

茂木　現代は、世界の一部分を見て、全体を想像するという人間の能力がやせ衰えている時代なのかもしれません。

インターネット上のページを見ていると、リンクが張られていて、ボタンをクリックするとほかのサイトに飛んでいきますね。あれは、一つのページという「部分」が、インターネットという「全体」と関係性をつけているようにも見えます。しかし、人間がもともと自然界の小さなものたち一つ一つの回りに想像していた関係性のリンクは、インターネット上の人工的なリンクとは比べものにならないほど広いものだったと思うのです。

インターネットは、関係性を人工的に、明確に定義してしまうことで、かえって世界が本来持っている豊饒《ほうじょう》さを切り捨ててしまっている側面があります。本来、ある一つのものの背後に潜在的に存在する関係性は膨大なものなのに、リンクという形で明示的に張られている関係性が、それを覆い隠してしまう。

インターネットのリンクは便利ですが、それを、人間が本来持っている想像力のリンクで補わないと、あまり面白いことにならないと思うのです。

養老　私がとても痛切に思うのは、今、私たちがいるこのコンクリートでつくられたビルを建てるときに、どれだけの生き物がいなくなっているかという想像力が、おそらく人間にはないということなのです。

特に見えていないのが、地面の中なんです。一平方メートル、一立方メートルの土の中には、個体数にして約一億の生き物がいると言われている。しかし、コンクリートやアスファルトを敷いているときに、一億の生き物を埋め込んでるという意識はおそらくないんですね。

昔も今も、そういう想像力が全然ないというのが人間の特徴なのかなという気もするんですよね。非常に大雑把に世界を見るという特徴ですね。

こういうことを言うと、「そんなものまで見ていたら何もできないよ」とよく言われるんですけど、その何もできないというのは、一体何ができないというのでしょうね。何かやると言っても、どうせお前がやったことじゃないだろう、お金やエネルギーがやったことだろう、と私はひそかに思っているのですが。

私の知り合いに藤森照信さんという建築史家がいます。面白い人で、「高層ビルの壁に全部タンポポ植えたらいい」とか、そんなことを言うんです。春になるとビルがばーっと黄色くなって、秋になると白くなって、そのうち綿毛がフワーッと飛ぶ。そういうビルがあってもいいだろう（笑）。そういう感覚が、この頃建築を作ってる人にはどうしてないんだろうかって言うんです。

藤森さんが屋根の上にタンポポを植えたりするのも、おそらく、世界をぱっとつかむことを志向する原理主義じゃなく、細部をじっくり見ようよ、という私に似た感覚だと思うんですね。要するに、どうして現代建築は、世界をこう単調にしちゃうんだ、ということにこだわっていらっしゃるわけです。

†世界の単調化に対抗すること

茂木　電極を刺して、脳の神経細胞の電気活動を計測している研究者に話を聞くと、いろいろ面白いことを言います。いわゆる論文に載せるようなきれいな反応特性を持った神経細胞以外に、「あの時あの細胞はこんな活動をした」というような、「一回かぎりの出来事」としかいいようがないようなことが沢山あるというんです。論文というのは明確な論理に基づいて、明確なストーリーをつくらなくてはならないから、そのような細部は、面白いかもしれないけれども、切り捨てるしかないというのです。

養老　そのようなことは、いろんな分野に、それこそ無限にありますね。虫の世界もそうだし、僕がやってる解剖でもそうです。

解剖をやったら、人によってまったく違いますから。そして、人によって違うだけじゃなくて、本に書かれている状況ではこうなってるはずだけど、実際にはそうなってないというものも沢山ある。そのような細部の違いを、本当はきちんとデータ化して、メモリに入れて保存して、その意味が分かるまで取っておければいいいんだけれども、実際にはそんなことは、ほとんどできないんですよ。私はしつこいから、割合にそのようなことをよく覚えている方だと思いますけども、どうすることもできない。

科学は、世界についてのできるだけ単純なストーリーをつくろうとする営みですが、ヨーロッパの連中などは、科学をやってきた歴史も長いし、そのような細部もあることをちゃんと分かっている。そういう点では、日本の科学は歴史が比較的短いので細部に対する感受性が乏しいです。しかし、細部がないと面白くないというか、味がない。

細部に注意を払っているということがわかるものほど、味がある。水墨画なんて、墨の濃淡であれだけ豊かに表現できるわけです。世界というものは、本来そのようなもんだと思うんですね。しかし、意識がつくり出し、管理する都市の空間がこれだけ単調になってしまうと、世界の細部に関するデータ自体が取れないんですよ。

早い話が、新宿で虫を採ろうったってろくなものがいないわけです。

茂木　現代の、世界が単調になっていく傾向は、人間の意識の作用そのものであるとも思います。そのような変化は、ある意味では必然であると同時に、やはり、少しでもそれに抵抗すること、無意識や自然を掘り起こしていくことも続けなければならない。

文学というのは、一つの方法論かもしれないという気がします。私の知り合いのフランス人が、アメリカというのは単純な国だけども、アメリカ文学は必ずしも単純ではないと言っています。アメリカの文明自体は単純だけども、アメリカの文学は、そのようなアメリカの割り切ったやり方に対する反抗の歴史だったと評価しているんです。文学は、確かに、言葉を通して人間の無意識の中の細部のニュアンスをすくい上げるところがありますね。

†アメリカ文明と暴力

養老　私は、アメリカの推理小説は良く読みますよ。

茂木　どのような作家ですか？

養老　いろいろ読みますよ。最近なら、ジェイムズ・エルロイ。何と言っても目立つのは、暴力描写ですよね。暴力を書かせるとアメリカ人は世界一じゃないですか。いかに暴力王国かということが分かります。

エルロイ自身が、自分の母親を殺されてるんです。しかも迷宮入りなんですね。その事件は、アメリカでやはり迷宮入りになっている有名なブラック・ダリア事件に似ているんです。彼は自分の体験を克服しようとする過程で作家になっていくんです。

村上春樹さんが『心臓を貫かれて』という、モルモン教の一家の歴史を翻訳しましたよね。アメリカのある地方のある一家族の物語ですが、そこの一家の歴史が、暴力抜きでは語れない。ユタ州は、死刑が廃止されてたんですけど、若い白人の男二人兄弟が、スーパーマーケットの店長を殺して強盗をやって、ユタ州に死刑を復活させるきっかけになった。その弟の方が、自分の家の歴史を書いてるんです。

そういう小説を読んでいていつも感じるのは、アメリカ社会の暴力性です。今はっきりした数字を覚えてないですが、拳銃《けんじゅう》による死亡者が年間三万人くらいはいるんです。こういう社会がどんな社会か考えてみたことありますか？

アフガンやパキスタンの子供たちのほとんどが銃を持っているというのを、テレビで見たことがあります。おもちゃみたいに持ち歩いているんですが、アメリカもそれに近いですね。銃を禁止しようとしても、全米ライフル協会が強くてできないんですよ。日本は、豊臣秀吉の時代に刀狩りで一般の人間が武器を持つことをやめていますよね。もう四百年前のことです。

ですから最近は、アメリカについては、文明という言葉を使いたくないんです。

茂木　映画の『イージー・ライダー』もそうですが、アメリカの社会の中枢にいる保守派の人たちが、社会の縁にいるような人に対して、ものすごい憎悪を持ってあからさまな暴力をふるう場面にはショックを受けますね。犯罪者の暴力よりもその衝撃は根深いかもしれません。あのような、中心から周縁に向けられた暴力は、アメリカ社会のある種の本質を表しているという気がします。アメリカは、確かに多様性に対して寛容な部分があると同時に、驚くほど排他的なところがある。

養老　アメリカに限らず、都市というのは、基本的にそういうところだと思いますよ。都会は自由なところだと考える若い人がいますけど、私はそうとは思わないんですよ。都市というものは、細部を徹底的に排除するんです。逃げ場がまったくない。都市のイデオロギーというのは非常にきつい。プロテスタントもユダヤ教も儒教もそうですね。都市で生まれた宗教は、人を縛ります。非常に狭い範囲できつく縛られてるからこそ、あとは勝手でいいんですよ。その点は日本の自主規制によく似ていてね。世間の目がありますから、この範囲については絶対にこうしてもらわないと困りますが、あとはどうでも勝手でいいんだというのと同じです。

アメリカでとにかく目立つものは暴力ですね。あの国では、だれもが暴力の専門家ですよ。暴力を描かせたら、今のアメリカ人以上の人たちはいない。日本人が暴力シーンを書いても、迫力ないですよ。あまり本気じゃないからね。生活に根ざしていませんから。

†アメリカの傷つきやすさと強迫観念

茂木　文学好きの人としゃべっていると、アメリカ文学の水脈の一つが「傷つきやすさ」の感覚だと言うんですね。美しくて若くて完全無欠な若者が出てくるのだけども、その完全無欠な存在が、いつか傷つけられる、傷つけられるかもしれない、ということが、文学の重要なモティーフになっています。

ジョン・アーヴィングの小説『ホテル・ニューハンプシャー』では、何回も、「キープ・パッシング・ザ・オープン・ウィンドウ」というせりふが出てきます。「開いている窓は通り過ぎ続けろ」ということですが、つまり、開いている窓が、そこから落ちて死んでしまうという、「傷つきやすさ」の象徴になっている。

ロバート・レッドフォードの『リバー・ランズ・スルー・イット』という映画がありましたが、あれもやはり、人間の「傷つきやすさ」を扱った作品でした。

養老さんの言われるように、アメリカには暴力があふれています。その一方で、いつまでも若く、完璧《かんぺき》でいたいという無垢《むく》さへのあこがれもあるわけで、その二つのモティーフの組み合わせが、「傷つきやすさ」というアメリカ文学のテーマに結実しているようにも思います。

養老　私はイギリスの小説も読みますが、やはり暴力描写は少ないですね。本当に少ない。同じ推理小説でも、イギリスの場合には元々毒殺が多い。やってることが陰気ですよね（笑）。暴力という感じではないんですよ。そこらへんが、同じ英語圏でも、アメリカとイギリスの違いを表していて、非常に面白いなと思うんです。

アメリカは、建国自体が暴力で成り立っているんです。先住民族を殺して作ったんだから、彼らは暴力に関して、強迫観念を持っているっていうんですね。自分を正当化するためには、絶えず敵を殺しつづけなければならなかったんです。著名な言語学者、チョムスキーに言わせれば、アメリカは世界最大のテロ国家であるという。彼がリストを挙げてたけど、アメリカは第二次大戦後、二十何回も海外に出兵してるんですね。とにかく殺し続けなければ自分の正当性が保てない。そんな、強迫観念にかられている。いくらアメリカが世界の警察官だといっても、二〇回以上よその国に兵隊出してるというのは、普通の神経じゃないと思うんです。

茂木　頼みもしないのに、勝手に来るわけですね。

養老　最大はベトナム戦争ですからね。ベトナム人が三〇〇万人死んでます。

茂木　「傷つきやすさ」の感覚にしても、「暴力」の強迫観念にしても、アメリカというのはなかなかやっかいな国だな、と思います。そこが、魅力の源でもあると思うのですが。考えてみれば、アメリカのコンピュータ文化も、そのようなさまざまな複雑な精神的要素がまざってつくりあげられてきたのかもしれませんね。

アメリカ人は、きわめて攻撃的な情報技術に関する戦略もそうですけども、常に外に向かって正当性を主張し続けることで、自分たちを保っている側面がありますね。逆にいえば、自分たちのスタンダードからこぼれ落ちてしまうものについては、あまり目に入っていない。CNNで世界のニュースをカバーしてるといいますが、そこから排除されるものというのは当然多いわけですから。

養老　ニュースで取り上げられることよりも、排除されているものの方がはるかに多いのは当然です。でも、そんなことは問題にもならない。何かが、逆転してしまっているんですよ。

†日本とアメリカの共通点

養老　もう一つ面白いと思うことは、日本とアメリカの共鳴する部分です。日本はよく画一的な国だって言われるんだけど、実はアメリカもそうなんです。

フォードの初期のコマーシャルを見ると面白い。フォードの大衆車が現れる頃ですから、戦前の話ですよ。そのときのコマーシャルフィルムがあって、「ニューヨークは巨大な人種のるつぼ」という表現があるんです。巨大なるつぼが画面の真ん中にあって、一方からヨーロッパ各国の民族衣装を着た人たちがるつぼに入って行く。もう一方からはジーパンを穿《は》いているアメリカ人スタイルの人たちがダーッと出て行く。そのようにして、画一的なアメリカ人ができあがっていく。

フォード車もまさにそうだし、画一化というのはアメリカ主義そのものですね。日本も確かに画一的なところがあるけれども、元々そういう国だったのか、それともそうじゃないのかって、私は興味がありますね。

これは、私なりの勝手な考えなんですけど、日本人とアメリカ人はひょっとすると成り立ちが似てるんじゃないかなという気がします。比べてみると日本の方がずっと古いんですけど、二〇〇〇年遡《さかのぼ》ると、日本というのは多分、中国や韓国が嫌だから渡来してきた人たちが作ったのではないかと、私は思っている。

そういう人たちが集まって作った国ですから、結局、文化の根底には、故郷を捨ててきたというのがあるんですね。そのことが日本人とアメリカ人の画一化の大きな根っこになっているんじゃないかと私は思っているんです。

歴史に対する態度がそうでしょう。アメリカは歴史がない国とよく言いますけど、歴史がないだけでなく、歴史を無視しますよね。アメリカ人の態度は、あえて歴史を無視しているとしか言いようがないと思うんです。

ひるがえって、日本人にもそういうところがある。そのように、歴史を見る態度が画一化するというのは、故郷を捨てて新しいところに移住していった人間が、心理的な必要性から作り上げる態度なのではないかという気がするんです。

茂木　人間の脳の成り立ちを考えると、ある行動をとっているときに、その行動をとっている動機が無意識のうちにあって、その理由を意識していないときほど、その動機から自由になることがむずかしいように思われます。

たとえば、誰かを好きになるということをとってもそうです。その人が好きな理由が自分では意識できないときほど、夢中になる。こういう理由で好きなんだと、わかってしまえば、案外「なあんだ」となって、熱が冷めてしまったりする（笑）。

一般に、人間を何か強迫観念のようなものが駆り立てているとき、その理由が意識されていないときが一番厄介で、理由が明確に意識されると対処しやすくなるということがあるように思います。

アメリカの暴力に対する強迫観念とか、あるいは日本人の画一化に対する強迫観念というのは、実は今、養老さんがおっしゃったように、その根本原因が私たちが意識していない歴史的要因にあるのかもしれませんね。その歴史的な要因が、無意識のうちに抑圧されていればいるほど、やっかいなことになる。

養老　正しいか間違っているかが問題なんではなくて、無理がかかっているかどうかなんですね。無理がかかっている場合、その無理を直すことはなかなか難しい。

アメリカもずいぶん無理がかかっているように思います。なんであんな一生懸命にあちこち爆弾を落とさなきゃいけないのか分からないんですね。あれは、完全にアメリカ人の中にある無理が原因になっている。その無理がたたって、世の中はこういうふうに正しくなきゃいけないんだって強迫観念を持っている。

そんなに無理しないで、たまには虫でも採ったらいいんですよ（笑）。

山の中にいきますね。目の前に虫がいたときに、「ここに虫がいるのは正しくない」と言われても困るんですよ。いるものはしょうがないだろうっていうことです。反対に、「ここに虫がいないのは間違ってる」と言われても、いないのはしょうがないだろうということなんです。それを少し教えないといけないなって思うんですね。仕方がない。いないものは仕方がない。いるものも仕方ない。

ところがアメリカには、そうした感覚はないでしょ。虫がいないところに無理に虫を持ってこようとしたり、虫がいるのに無理に根絶やしにしようとする。

茂木　虫がいるときは、いるんだから仕方がないと思えるかどうかということは、何かが生まれてしまうということに対する態度にもかかわっているように思います。「テロリストがいない世界の方が正しい」と思うことは、もちろん可能でしょう。しかしだからと言って、爆弾を落とせば、テロリストを根絶できるわけではない。ある社会に、ある状況があったら、テロリストはどうしても生まれてきてしまう。

結局、養老さんの言われる、意識ですべてをコントロールしたいという欲望と、そのような意識のコントロールが及ばない自然との関係をどのように考えるか、ということと関係する問題であるように思います。

詰まるところ、自然に対して、あるいは自然的なものに対して、どのような態度をとるかということにかかわると思うのです。

†「手入れ」によって保たれる自然

養老　アメリカ人に限らず、現代人の考え方は、人が手をつけないところが自然である、という感じでしょ。だから、アラスカの国立公園だって、弁当はもちろんのこと、自分の排泄物まで全部持って帰れと言うわけですよ。

私はそんな形で自然をとっておいても、意味がないだろうと思うんです。そもそも、自分の体だって、意識のコントロールが及ばないという意味では自然です。世界の全ては、因果でつながっている。手つかずの自然なんか、あり得ない。

「手つかずの自然」という観点から評価されたのが、世界遺産としての白神山地であり、屋《や》久《く》島ですよね。日本人がこの極東の列島にずっと住んできて、一番使っていなかった森があの二つなんですね。

私が貴重だと思うのは、むしろ、奈良の春日《かすが》山です。あんな平地に近くて、民家が近いところで、あれだけの原生林が保存されているところが、世界中のどこにあるのかしらと思うんです。しかも、一〇〇〇年以上の歴史を経ている。すごいですよ、あそこの山の昆虫は。一般の人は、あまりご存じないと思うけれど、いろいろととんでもないものがいるんです。

鹿がいるだけではないんですよ（笑）。

茂木　春日山の自然のユニークさは、養老さんが前から言われている「手入れ」によって保たれているわけですね。「手入れ」は、人間と自然のかかわりを考える上で、とても大切な概念であるように思います。人間が丹念に手入れすることによって初めて維持される里山の自然にしか棲《す》めない昆虫がいる。考えてみれば、そこにこそ、少なくとも日本人にとっての、自然の豊かさの核があるようにも思います。

養老　そもそも、日本の自然林は、時々更新されてしまうんですよ。

熱帯雨林のジャングルには完全な自然というのがあります。たとえば、マレーシアの熱帯雨林は、二億何千万年前にああいう状態になったといわれています。いろんな変遷はあっただろうけど、基本的にはああいうジャングルがずっとあったわけです。

ところが、日本の自然はどうかというと、地震やら噴火やらがしょっちゅうあるので、絶えず更地ができるんですよ。地震で山崩れがあるとそうだし、噴火で浅間山の鬼押し出しみたいなのができちゃうわけです。

富士山のすそ野の青木ヶ原樹海は数百年前にできたのではないでしょうか。そういうふうにしょっちゅう交替しているというか、部分的に新しくなっていると、そうした荒廃地に最初に棲んでいく虫がいるわけですよ。そういう連中が、日本にはいろいろいるはずなんです。そのような変化に富んだ環境に適応した虫が多い。

それに対して、熱帯雨林は何億年という長い歴史を持っているわけですから、そういうところに新しい虫がやってきても、そこへはまり込むのは大変ですよね。

日本の自然は、もともと人間の手入れに堪えうるというか、自然自体が絶えずそういう変更を短期間にやってきたところなんです。

†手入れの思想

茂木　自然のあり方を考える時だけでなく、「手入れ」は、人間が意識と無意識の関係を考えるときにも、とても大切な思想のように思います。

意識が、無意識を完全にコントロールするわけにはいかない。人間が、自然を完全にコントロールできるわけがない。だからといって、意識が無意識と、人間が自然と無関係でいてよいはずがなく、手入れというかたちである程度はコントロールして、ある程度は無意識や自然の営みにまかせる。

そういうことを丹念に続けていくと、少しずつ、よいものが生まれていくように思いますね。

養老　大体ね、旦那《だんな》と女房がそうじゃないですか、お互いの関係。

茂木　ああ、なるほど（笑）。そもそも、人間関係は、手入れみたいなものですね。

養老　そうでしょ。毎日毎日しょうがないからお互いに手入れしあってるわけでしょ。相手がコントロールできないことなんて分かっているけれども、少しずつ、あっち向けとか、こっち向けとかやっているわけでしょう。

女の人が化粧するのも、手入れのようなものです。毎日毎日鏡で見て、ああでもない、こうでもない、あれつけてみたり、これつけてみたり、あっち削ってみたり、こっち足してみたりいろいろやって、それを一〇年、二〇年、三〇年やると、しょうがない自分の顔だというふうに折り合いがついてくるんです。

子育てがそのまんまでしょ。子供っていうものは、自然のようなものです。絶対に、親の思うままにはならない。仕方がないから、毎日少しずつ手入れする。教育というのは、つまり、子供という自然に、手入れをするということでしかあり得ないんです。

田んぼの手入れも、子育ても、自分自身の顔の手入れも、全部同じ原則です。日本は、そういうことを大切にしてきた社会だから割合に居心地がいいというか、均整の取れた社会だったんです。

今は子育ての原理、仕事の原理と、全部バラバラで、どちらかと言うと都市のイデオロギーのようなものが人々の関心を集めている。「ああすればこうなる」と考えている。子供もいじればなんとかなる、自分の顔もいじればなんとかなる、土地もいじればなんとかなるから、何か作ろうと。こういう話になるわけです。

そんなことをしていれば、無理がきますよ。無理は絶対に長続きしない。コントロールできないことは、自然に任せて、時々手入れをしてやればいいんじゃないんですか。

私は、人間と自然の関係のような問題領域における日本の哲学というか、考え方は、手入れに尽きるといつも思ってるんです。

茂木　考えてみれば、世界のほとんどのことは思いのままにならない。ならないからと言って、投げ出してしまうわけにもいかない。

丹念に手入れをしつつ、あとは自然のプロセスの中から何が出てくるのかを楽しみに待つ。そうすることが、結局、一番ストレスが少ないし、また創造的な態度なのかもしれませんね。

第五章

心をたがやす方法

茂木健一郎

†脳をたがやす方法

脳は、心を生み出す臓器である。私たち一人一人は、それぞれ一個の脳を持っている。「私」という世界でたった一つの存在は、脳によって生み出されている。「私」がどのようなことを思い、考え、感じるかは、大きさが一リットルほどの脳という臓器によって決まっている。

手、足、内臓といった身体を大切に育《はぐく》むことが、よく生きる上で大切なことはもちろんだが、脳を大切に育むことも大切である。何しろ、自分という人間の心の中に起こることは、全て自分の脳のありようによって決まる。どれくらい豊かな人生の体験ができるかということが、脳のメンテナンスのありようによって決まってしまうのである。

自分の脳をよりよいものに育むことは、まさに人生の重大事なのだ。

もっとも、育むといっても、複雑な脳の全てを自分がコントロールできるわけではない。実際、「私」の意識がコントロールできることは、きわめて限られている。

たとえば、風景を見ているときに、見えているものの中で何に注意を向けるかということは、意識がコントロールできることである。しかし、そのものを見たとき、どんなことを感じるか、どんなことを考えるかということは、基本的に意識ではコントロールできない。

どんな本を読むか、意識的に選択することはできる。しかし、その本を読んだ時に、そこからなにを受け取るか、読後どんな感想を持つか、本を読んで一年後に、何を覚えているかといったことは、意識でコントロールできることではない。

脳を育むといっても、脳の中で起こることのほとんどは、意識でコントロールすることができないのである。だとすれば、脳を育むことは、手入れすること、たがやすことに似ているということになる。

庭は、手入れをしないと荒れてしまって、美しいものにはならない。一方で、種をまいたり、雑草を抜いたり、水をやったりといった手入れでコントロールできることは限られている。植物の組織の中で、どのような化学反応が起こって、どのように育つか、どのような花が咲くか、そこにどのような昆虫が飛んでくるか。うまく種が稔《みの》るか。庭が良い庭になる上で肝心なことのほとんどは、人間がコントロールできない。

手入れをするということは、庭のすべてをコントロールするということではなくて、むしろ、そのコントロールできない部分は自然に任せておいて、自然が最大の力を発揮するように心を配ってあげるということである。里山の森の手入れをすることも、畑の土をたがやすことも、全て、自然が最大の力を発揮できるように、心を配るということに他ならない。逆説的なようだが、私たち人間にとって、自分の脳は、意識ではどうすることもできない自然のようなものである。脳を育むとは、つまり、脳という自然が最大の力を発揮することができるように心を配るということである。その上で、肝心なことは、脳の中の無意識のプロセスに任せるしかないのである。

✝常に変化し続ける脳

脳の中には一〇〇〇億の神経細胞がある。神経細胞と神経細胞は、シナプスとよばれる構造によって結ばれている。シナプスの結びつきが強くなったり、弱くなったりすることによって、神経細胞の結合パターンが変化する。そのようにして脳の働きが少しずつ変化していくことを「学習」と呼ぶ。

私たちは、脳の学習の過程は、ある特別な時間にだけ起こることだと思いがちである。

小学校に入ると、国語、算数、理科、社会といった「勉強」の時間があり、それ以外に遊びの時間がある。何となく、脳が学習するのは、「勉強」の時間だけだと思っている人は多いだろう。だから、学校を終えて、社会人になって何年か経ったときに、「そういえば最近全然勉強していないな」と、あせりを覚えたりする。勉強していないから、脳が全然進歩していない、と思いこんでしまう。

しかし、実際には、脳は、それが有機的な組織として生きている限り、常に学習し続けている。いわゆる「勉強」のときだけでなく、休み時間も、遊びのときも、学習し続けている。それどころか、ぼんやりと考え事をしている時や、おしゃべりをしている時、ゴロ寝をしている時にさえ、学習し続けているのである。

学校のいわゆる「勉強」は、学習し続ける脳の、ある特別の学習の仕方にすぎない。学習の仕方には、「勉強」だけでなく、いろいろあるのである。脳は、それが臓器として生きている限り、どんな時も絶えることなく学習し続けているのである。

だからこそ、学校を卒業して、何年かいわゆる「勉強」や試験勉強のようなことをしなくても、気がつけば、ずいぶん違った自分になってしまっている。脳が学習する特別な時間があるわけではない。生涯学習という言葉があるが、脳のしくみから言えば、人間が生涯学びつづけるのは、当たり前のことである。

片時も同じ状態にとどまらないのが、人間の脳なのである。

†ヘッブの法則

そもそも、脳が学習するとは、どういうことだろうか？

脳科学の発展の過程で、学習とは、すなわち、神経細胞と神経細胞のシナプスと呼ばれる結びつきの構造が変化することだということが明らかにされてきた。

シナプスの結びつきの変化の法則を最初に提唱したのが、カナダの神経学者、ヘッブである。ヘッブは、一九四九年に出版された『行動の組織原理』という本の中で、後に「ヘッブの法則」と呼ばれることになった、シナプスの結びつきの変化の法則を提唱した。

ヘッブの法則は、「シナプスで結びつけられた二つの神経細胞が同時に活動すると、その間のシナプスの結びつきが強められる」というものである。

二つの神経細胞が同時に活動するということは、すなわち、それぞれの神経細胞の活動の間に関連性がある可能性が高いということを意味する。たとえば、パブロフの有名な条件づけの実験では、ベルが鳴るたびに餌をもらった犬は、やがてベルが鳴るだけでよだれをたらすようになる。このような学習の過程では、「ベルが鳴る」という刺激によって生じる神経細胞の活動と、「餌がもらえる」ことによって生じる神経細胞の活動が同時に起こると考えられる。ベルの音を表す神経細胞と、餌をもらえたという体験を表す神経細胞が同時に活動して、それらを結ぶシナプスがヘッブの法則によって強められることが、パブロフが調べたような学習のプロセスにかかわっていると考えられる。

人間が世界についてさまざまなことを学んでいく際の基本は、二つの出来事の間の関係性を読みとることである。一般に、Aという出来事と、Bという出来事が関連性を持つことを、脳の神経細胞のシナプスの結びつきで表現する上で、ヘッブの法則は役に立つと考えられるのである。

†つなぎ変わり続けるシナプス

ヘッブの法則を考慮すると、脳が、生きている限りずっと学習し続けるという命題の意味がより明確になる。

脳の神経細胞は、一見脳が休んでいるように見えるときでも、常に活動し続けている。特に注意して何かを見たり、聞いたり、考えたり、運動をしたりしていない時でも、たとえばごろ寝をしてぼんやりしている時や、ぐっすり眠り込んでいる時でさえ、脳の神経細胞は活動し続けている。

このように、一見脳が休んでいるように見える時にさえ存在する神経細胞の活動を、自発的な活動と呼ぶ。むろん、ぐっすり眠っている時や、ぼんやりしている時には、積極的に活動している時に比べれば、神経活動のレベルは低い。それでも、脳の神経細胞は、完全に停止することはない。神経細胞は、常にある程度の自発的な活動を保ち続けているのである。

脳が休んでいるように見える時でも、神経細胞がある程度の自発的活動を続けているということは、その際、シナプスのつながりの強さが変化する可能性があるということを意味する。なぜならば、脳の自発的活動において、シナプスを挟んで二つの神経細胞が同時に活動するようなことがあれば、ヘッブの法則により、シナプスの結びつきが強められるからである。

もちろん、シナプスを挟んで、二つの神経細胞が同時に活動する確率は、自発的活動だけのときは、低くなる。それでも、神経細胞が自発的に活動している以上、ヘッブの法則によって、シナプスの結びつきが強くなる可能性が常に存在するのである。

神経細胞が自発的に活動することの意味は、現在の脳科学でも、十分には解明されていない。どうやら、脳というシステムは、何もしていないように見える時でも神経細胞がある程度の自発的な活動をしなければ十分な機能を発揮できないらしい。脳は、自発的活動をしつつ、つねにその神経細胞の結合パターンを変えていくシステムなのである。

†エピソード記憶と意味記憶

脳の神経細胞の間のシナプスの結びつきが時々刻々と変化していくなかで、次第に、人間の記憶も編集、整理されていくと考えられる。

記憶には、大きくわけて、エピソード記憶と意味記憶がある。

ここに、エピソード記憶とは、「あの時あの場所であんなことがあった」という、具体的なエピソードの記憶である。「いつ」、「どこで」、「何が」という三つの要素が結びつきあった形で、過去にあったイベントが脳の中に記憶として定着することである。

一方、意味記憶とは、「いつ」、「どこで」という限定を離れて、普遍的、一般的なかたちで「意味」が記憶されることである。たとえば、「あたたかい」という言葉を、それがいつどこで使われたのかというエピソードとしてではなく、その意味するところとともに記憶するのが、意味記憶である。

人間の脳の中では、様々なエピソード記憶が時間をかけて意味記憶に編集されていくプロセスが進行しているらしいことがわかっている。このプロセスは、ｆＭＲＩ（機能的磁気共鳴画像法）を用いた最新の研究によれば、一〇年、二〇年の単位で続いていくらしい。

人間は、その体験するさまざまな出来事の中に意味を読みとる。これらの意味は、最初から与えられているわけではなく、人生の中で出会うさまざまな具体的な出来事の中から、次第に抽出されていくものである。人間の脳は、具体的なエピソードから、次第に意味を編集していく、おどろくべき能力を持っているらしいのである。

個々のエピソードの記憶が次第に意味の記憶に編集されていく過程は、脳の神経細胞の自発的活動に基づく、シナプスの結びつきの自発的な変化によって支えられていると考えられる。自分が人生の中で出会うさまざまな出来事が意味へと変化させられていく、その編集のプロセスを意識したり、コントロールしたりしている人はどこにもいない。エピソード記憶から意味記憶への編集過程は、人間の意識によってコントロールされることなく、脳の中で常に密《ひそ》やかに進行している。この無意識の編集過程こそ、人間の脳の行う学習のもっとも重要な部分なのである。

†言葉の意味

「あたたかい」というような言葉の意味は、さまざまなエピソードの集積の中から、次第に編集、整理されて獲得されてくる意味記憶の代表的なものである。

私たちは、外国語を学ぶときこそ、一つ一つの言葉の意味を辞書で引いて調べることがあるが、母国語についてわざわざ辞書を引いて調べることはあまりない。人に言葉の意味を聞くということもそれほどない。日本に生まれた子供が日本語を身につけていく過程を考えればわかるように、一つ一つの言葉の意味は、その言葉が使われたさまざまなエピソードの集積の中から次第に編集されて獲得されていくのである。

たとえば、「あたたかい」という言葉の意味は、

・お母さんが、「この毛布あたたかいでしょう」と言った。
・おばあさんが、「今日はあたたかい日だねえ」と言った。
・お父さんが、「人間、あたたかい心をもつことが大切だよ」と言った。

というような、さまざまなエピソードの集積が編集されて、次第に脳に定着していく。そのような集積、編集の中で、「あたたかい」という言葉の輪郭のようなものが、次第にはっきりしていくのである。

他人が何かを言った、というエピソードの記憶だけでなく、自分がその言葉を喋《しゃべ》った、書いたといった運動性のエピソードの記憶も、言葉の意味の編集において重要な役割を果たす。

誰にでも、子供の時、大人たちが「あたたかい」という言葉を使っているのを聞いているうちに、「あたたかい」という言葉をはじめて自分で使ってみた瞬間があるはずである。新しい言葉をはじめて使う瞬間には、なんとも言えない心理的なジャンプがあり、そのジャンプの体験も私たちの脳の中に痕跡《こんせき》を残す。自分がある言葉を実際に使ってみる、という運動性の体験のエピソードが脳に残す記憶も、「あたたかい」といった言葉の意味の輪郭が自分の中ではっきりする上で重要な意味を持つのである。

言葉は、それを受け止めるだけでなく、使うことによって初めて意味が明確になってくる。だからこそ、母国語の獲得においては、もちろん、外国語の習得においても、自分でその言葉を使ってみる、ということが大切なのである。

†時代とともに変わる言葉の意味

よく言われることであるが、言葉の意味は、辞書のようなデータベースの中にはっきりと定められているわけでなく、時代とともに徐々に変化していく。言葉の意味の変化は、社会の中で人々がその言葉と出合うたくさんの機会を通して、人間の脳の中でエピソード記憶が意味記憶に次第に整理されていくプロセスの中に起こる。

たとえば、「やばい」という言葉は、しばらく前は「危険だ」とか、「まずい」という意味であったけれども、最近は若者を中心に「かっこいい」とか「すばらしい」という意味でも使われるようになった。「やばい」という言葉の意味の変化が起こる過程では、まずはある集団の中で、「かっこいい」という意味で「やばい」という言葉が使われた、いくつかのエピソードの集積があったのだろうと考えられる。そのようなエピソードが積み重なっていくうちに、次第にその集団の構成員の脳の中で、「やばい」＝「かっこいい」というエピソード記憶から意味記憶への編集過程が起こり、そこから、「やばい」という言葉の新しい意味が社会に広がっていったのだろうと考えられるのである。

もちろん、「やばい」＝「かっこいい」という新しい意味ができたとしても、以前から「やばい」という言葉が持っていた意味の記憶が、人間の脳からすぐに消えてしまうわけではない。「やばい」＝「かっこいい」という新しい意味が、「やばい」＝「危険だ」という古い意味の記憶の上に重ね書きされ、両者が相互作用しながら編集されていく過程が、一人一人の脳の中でこれからも続いていくのであろうと考えられる。その結果、「やばい」＝「かっこいい」という新しい意味が定着するのか、変質したさらに新しい意味が生まれるのか、あるいは一時の流行で消えてしまうのか、その編集の過程は意識ではコントロールすることができないのである。

ある言葉の使われ方に接する度に、私たちの脳の中ではそのエピソードが取り込まれ、無意識の編集過程に回される。日常生活で交わす言葉は、いわば、私たちの脳の中の無意識の言葉の畑に対する手入れのようなものである。毎日毎日、そのような手入れをすることによって、私たちの脳の中の言葉の畑は無意識の編集過程を通して次第に豊かで重層的なものになっていく。

人間は、そのようにして、今日の豊かなボキャブラリーを獲得してきたのである。

†落語家、小説家の言葉の修業

落語家は、一生言葉に対する感覚を磨いていかなければならない職業である。古今亭志ん生、三遊亭円生、古今亭志ん朝といった名人は、高座の時はもちろん、日常生活において、見聞きする言葉、自分が発する言葉に対して鋭敏な感受性を持っていたからこそ、あのような話芸を身につけることができたのだろう。落語家の人生とは、つまりは絶えざる言葉の修業であると言っても良い。

小説家も、一生言葉の修業をつづけている人たちである。小説とは、単にある意味を伝えたり、ストーリーを展開したりするためのメディアではない。鋭敏な感覚に基づいて言葉の世界をつむぎ、その作品を読まなかったら感じなかったであろうある質感（クオリア）を提示するのが、小説という言葉の芸術の究極のテーマである。そのような言葉の芸術作品をつむぎ出すために、小説家は、日々の生活の中で自分が接する、自分が発する言葉に注意を払い、言葉の修業を続けていく。

一生の絶えざる修業の中で、落語家や小説家の脳の中では、他人の使った言葉を見聞きすること、自分自身が言葉を使うことといった様々なエピソードの記憶が次第に集積され、編集され、意味記憶へと変容していくプロセスが進行している。落語家の芸、小説家のスタイルとは、すなわち、その人の脳の中に蓄積された、さまざまなエピソード、意味の記憶に他ならない。

落語家、小説家にとっては、修業のオフ・タイムはない。たとえ、高座に上がったり、小説を執筆したりしていない時でも、およそ言葉を用いる場面ではいつでも、脳の中の言葉の編集作業は続いているからである。それどころか、言葉を使っていないときでも、脳の神経細胞の自発的な活動と、それにともなうシナプスの結びつきの変化は続いている。そのような編集作業において、さまざまな要素が奇跡のように作用しあって、名人と呼ばれる落語家が生まれ、偉大な小説家が生まれるのである。

†自分の言葉を磨くこと

人間は、高度に社会的な動物である。人間がよりよく生きていくために、社会を構成する他者との間に、豊かで建設的な関係を保つことはとても重要である。そして、他者との関係性を築く上で、もっとも重要な役割を担うのは、言うまでもなく言葉である。

落語家や小説家のような言葉を直接あつかう職業の人に限らず、一般の人々でも、言葉のセンスを磨いていくことは、豊かな人生を送る上でとても大切なことである。

たとえば、満員の電車の中で、おばあさんが前に立っているのに、若者が堂々と席に座っていたとしよう。そのようなときに、一体どのような言葉をかけたら、若者のプライドも損なわないし、やんわりと説教もできるし、おばあさんも気兼ねせずに席に座ることができるのか。言葉のセンスが問われる場面である。

ちょうど、落語家や小説家がある特定の場面、タイミングで使う言葉にプロのセンスを総動員して心を砕くように、私たちの人生にも、言葉の使い方のセンスが問われる場面が無数にある。自分の子供が学校に行きたくないと言い出したとき、どういう言葉をかけるか、入院した知人を見舞いにいったとき、どのような話題を持ち出すか、職場にカスタマーからクレームの電話が来たときに、どのように対応するか、上司がどう考えてもスケジュール的に無理な仕事を依頼してきたとき、何と言って断るか。場面場面で、どのような言葉を発するかによって、人間関係は変わっていってしまうし、人生そのものが変わっていってしまう。

自分の言葉のセンスを磨くことは、すなわち、人生を豊かにすることである。たとえ、落語家のように高座に上がり、小説家のように本を出版しなくても、全ての人にとって、自分がしゃべること、自分が書くことは絶えざる修業なのである。

†言葉を磨く方法

やっかいなのは、人間が言葉を発するとき、それは無意識から出てくるということである。

一般に、私たちは、脳が運動をコントロールする過程は、その詳細を意識的に把握しているわけではない。たとえば、野球のボールを投げる時に、どの筋肉をどのようなタイミングで収縮させて投げるのか、その詳細を意識的に把握しているわけではない。

言葉を発するという行為も、口で喋るにせよ、手で書くにせよ、一つの運動であることには変わりない。従って、多くの場合、私たちは、自分が発する言葉を、意識的には把握していない。もちろん、あらかじめ考えて覚えておいたことを言ったり、本や原稿を朗読したりする場合には、自分が何を言うのかあらかじめ分かっている。しかし、一般的な場合には、だいたいこのようなことを言おう、とは思ってはいるものの、実際に自分が何を言うのかは、それこそ、口に出してみないと分からない。だからこそ、自分が発した言葉に驚いたり、しまった、と後悔したりすることがあるのである。

言葉が無意識から発せられるものである以上、言葉を磨くということは、すなわち、無意識を磨くこと、無意識をたがやすことである。日常に接する言葉、自らが発する言葉が、脳の中で不断に編集され、整理される無意識のプロセスに働きかけて、その無意識のプロセスを磨いていくことである。時々手入れをしてあげて、あとは脳の中の無意識という自然のプロセスを信頼して任せるということである。

言葉は、人間の意識と深く結びついていることは事実である。しかし、言葉を磨くためには、意識を通して、無意識にこそ働きかけなければならないのである。

†無意識を手入れすること

意識ではコントロールできない、無意識のうちに起こる脳内プロセスこそが重要であるという命題は、言葉に限らず、人生のさまざまなことについて該当する。

自分が創造的になれるかどうか、
どのような世界観を持つか、
どのような人格を形成するか、
人と、どのような形で接するか、
何を目標にして生きていくか、
人生の危機にあたって、どのように身を処するか。

ともすれば、意識的にコントロールできると思いがちの多くのことが、実は長い人生の経験の中で無意識のうちに蓄積、編集された、脳の神経細胞の結びつきのパターン＝記憶に支えられて生み出されているのである。

私たちにできることは、大切な自分の無意識を手入れしてあげることだけである。

無意識を手入れすることこそが、よい人生を送るための要諦《ようてい》であると言っても良い。

自分の無意識を手入れするということは、奇妙に聞こえるが、自分自身をあたかも他人であるかのように扱うということでもある。

友人とのつきあいや、子育て、職場での人間関係、さまざまな場面を通じて、私たちは、他人というものが自分の思うようにはならないものであることを思い知らされている。様々なつきあいの場面を通して、他人という自分にとっては把握できないものに「手入れ」をして、何らかの変化が生じることを期待することしかできない。

自分の無意識を手入れするということは、自分自身の無意識が、自分の意識ではどうすることもできない他人のようなものであることを認めることから始まる。ちょうど、子育てや教育において、これが良いと思われる本や映画、絵などを見せて、それが子供や生徒に良い影響を与えるよう配慮するように、私たちの意識ができることは、自分の脳にこれが良いと思われる刺激を入力して、あとは脳がそれを編集、整理して何らかの意味に結実させるのを辛抱強く待つことだけなのである。

自分自身の脳の中に、自分の意識の思い通りにならないものが潜んでいることを認めることから、自分の無意識との対話が始まる。自分の脳の中で、体験が記憶に収納され、さらには編集されていくプロセスのほとんどは意識が直接コントロールできないことを知るべきなのである。

現代人は、ついつい、意識こそが自分だと思いがちである。しかし、実際は私たちの脳の中で肝心なことの多くは無意識に起こる。意識にできることは、その無意識に手入れをすることだけである。自分が意識的にコントロールできないからこそ、自分の無意識は意識にとって無限の可能性を秘めているのだということを悟るべきである。

そうすることは、本当の意味で創造的に生きることにもつながるし、より広く、人間と自然の関係を見直すことにもつながる。意識から見た「自然」は、自分自身の脳の中の無意識のプロセスから、すでに始まっているのである。

おわりに　**覚悟の人**

どんなに世間で有名になっても、人気が出ても、いろいろな形で取り上げられても、養老孟司さんに関する私のイメージは変わらない。

私は、養老さんは、「覚悟の人」だと思っている。

覚悟の人という印象は、養老さんが江戸時代の日本の医学について書かれているのを読んだ時に私の中でかたまった。東大の医学部という、いわば日本の医学界の保守本流にいた人が、日本の近代医学は、杉田《すぎた》玄白《げんぱく》や前野良沢《まえのりょうたく》から始まったのではなく、当時社会的に差別されていた人たちの知識から始まった、と書いている。これは、タダモノではないと思った。

その後、対談やシンポジウムなどでお会いしてお話しする機会が増えるにつれて、私の中での「養老孟司＝覚悟の人」というイメージは、さらに強められていった。養老さんという人に関する「エピソード記憶」が、養老さんという人物像の「意味記憶」へと編集されていく過程で、養老さんが現代ではたぐいまれな覚悟の人であり、おそらく、だからこそこのように人気があるのだろう、と思うようになっていった。

覚悟の人とは、何よりも、まず、世の中の多くのことが、自分の意識ではどうにもならないものであるということを心底判っている人のことである。自分以外の世の中どころか、普通は自分の一部だと思っている自分の身体や脳の中の無意識のプロセスさえ、自分の思い通りにならないことを判っている人のことである。スルメを見てイカを論じることの魅力も危険性も判っている人のことである。そのようなことが判っている人は、自分の思い通りにいかなかったり、思わぬものに出くわしたりしても動じない。何が起こっても、心が動じない覚悟ができている。そのような心の構えが出来ている点において、養老さんは現代では非常に珍しい人であると思う。

言うまでもなく、覚悟は、昔の武士道においては常識だった。全ての武士が実際に覚悟が出来ていたかは私にはわからない。しかし、少なくとも理念としては、武士というものは覚悟が出来ているものである、という常識があったのではないかと思う。養老さんが良く批判される、現代人の意識中心主義の中で、そのような覚悟は次第に失われていった。養老さんの文章を読むと、ずっと忘れていた太古の真実に接した時のひんやりとキモチのいい感じがするのは、養老さんが昔から変わらない常識を説いていらっしゃるからだろう。

もちろん、養老さんが日本的だとか、保守的だとかということではない。養老さんの言われるような覚悟、すなわち、世のすべては決して意識ではコントロールできないのだから、そのようなものとして心の準備をしておけ、という態度は、たとえばイギリスの経験主義にも通じるところがあると思う。かつて、私がケンブリッジに留学していた時に指導してくださったバーロウ教授は、ある人が学会で発表する論文を「自分が何を主張したいのか、まだ判らない」という理由で出し渋っていた時に、「何を言っているんだ、とりあえず書いてみれば、自分が何を主張したいのか、判るはずなのに」という名言を吐いた。まさに、人間とは、自分が何をしたらいいのか、何を考えているのか、実際にやってみないと判らないものである。

養老さんが説く覚悟は、人間が人間として生きる以上、世界のどこでも通じる常識である。常識というと、あたかもありふれたこと、ツマラナイことのようにも聞こえるが、英語でいう常識＝カモン・センスが、人間が人間として生きていく上でもっとも大切なものとして位置づけられていることは言うまでもない。

本書は、養老さんのカモン・センスに少しでも接したいと、私がお忙しい中お願いした二回の対談と、養老さんご自身の講演、さらに私の書き下ろしの原稿から構成されている。様々な話題に触れてはいるが、中心を貫くのは「意識ですべてはコントロールできない、できるのは手入れすることだけである」という「手入れの思想」である。第五章の「心をたがやす方法」は、私から見た養老さんの「手入れの思想」の解題であると考えていただいて良い。

私自身、様々な機会を通して養老さんに「手入れ」をしていただいたことが、生きる上で大層役に立ったと感じている。本書により、読者がたぐいまれなる「覚悟の人」の「手入れの思想」に接して、何かヒントのようなものをつかんでくだされば、私としては大変うれしく感じる。

二〇〇三年一一月

茂木健一郎

養老孟司（ようろう・たけし）
1937年神奈川県鎌倉市生まれ。東京大学医学部卒業後、解剖学教室に入る。95年、東京大学医学部解剖学教室を退官し、現在北里大学教授、東京大学名誉教授。著書に『形を読む』（培風館）、『唯脳論』（青土社）、『からだの見方』『ヒトの見方』『人間科学』（以上、筑摩書房）、『バカの壁』（新潮新書）、『養老孟司の〈逆さメガネ〉』（PHP新書）、『まともな人』（中公新書）など多数。

茂木健一郎（もぎ・けんいちろう）
1962年東京都生まれ。東京大学理学部、法学部卒業後、東京大学大学院理学系研究科物理学専攻課程修了。理学博士。理化学研究所、ケンブリッジ大学を経て、現在ソニーコンピュータサイエンス研究所シニアリサーチャー、東京工業大学大学院客員助教授。著書に『脳とクオリア』（日経サイエンス社）、『心を生みだす脳のシステム』（NHKブックス）、『意識とはなにか』（ちくま新書）など。

＊第一章は“株式会社けいはんな（社会的知能発生研究会）”主催のシンポジウム、第二〜四章の一部は“朝日カルチャーセンター東京”主催の講演をもとに、再構成・加筆をしたものです。

スルメを見《み》てイカがわかるか！

養老孟司　茂木健一郎

二〇〇三年十二月十日　初版発行

発行者　田口惠司
発行所　株式会社角川書店
東京都千代田区富士見二―十三―三
〒一〇二―八一七七
振替〇〇一三〇―九―一九五二〇八
電話　営業　〇三―三二三八―八五二一
　　　編集　〇三―三二三八―八五五五

装丁者　緒方修一（ラーフイン・ワークショップ）
印刷所　暁印刷
製本所　株式会社コオトブックライン

ISBN4-04-704154-8 C0295　角川oneテーマ21　A-30

B-49
経済用語がスラスラわかる本
岩崎博充
ビジネスマンのためのコンパクトな経済入門書。日経新聞、会社四季報などをすぐ読めるようになる経済用語を解説、ビジネスのサブテキストとして活用できる。

B-48
ビジネス文 完全マスター術
篠田義明
企画書、報告書、レポート、提案書、小論文まで、文章が苦手な人でも、分かりやすい文章が書ける〈書き方の技術〉を公開。要領がいい実用文の基本の基本が分かる。

B-47
まだまだ磨ける国語力
――言葉の点検ワークブック
樺島忠夫
「おはらい箱」とはどんな箱か？手紙の結びの「かしこ」の意味は？　日本語力を総復習できる言葉のレベルアップ練習帳。普段使う、なにげない日本語に意外な意味が！

B-45
アナウンサーの話し方教室
テレビ朝日アナウンス部
現役アナウンサーたち公認の「理想の話し方」実践読本。仕事や日常会話でも役に立つ、ちょっとした会話術のヒントが満載。〈会話が苦手〉とお悩みの方、必読の一冊。

B-44
日本語は悪魔の言語か？
――ことばに関する十の話
小池清治
「近くて遠い国」と「遠くて近い国」は同じか？　日本語に関する十の謎を身近な言葉や古典の文章を題材に徹底解明。日本語のおもしろさと、不思議さが楽しめる一冊。

B-42
健康診断・人間ドック「気になる」疑問
鷲崎　誠
「正常値」は信用できるのか、病気は全部見つかるのか。ささやかな疑問からウラ事情まで、健診・ドックの真実。ひと目で分かる、病気別検査項目〈信頼度ランク付き〉。

B-41
新しい日本語の予習法
金田一秀穂
海外で日本語教師として指導してきた著者が「話し方」の快適なルールを紹介。普段なにげなく使う日本語を原点から改めて見直してみる、ちょっとした日本語革命。

B-40
ひらがなで読むお経
大角　修
ひらがなで書かれた異色のお経本。色即是空から食事の作法まで、人生作法に密着した癒しと、励ましにみちた23のお唱えを収録。お経の解説と「言葉小事典」付き。

B-39
お江戸週末散歩
林家こぶ平
生粋の江戸っ子落語家がおくる、気ままな江戸タイムスリップの楽しみ。赤穂義士の足跡、味覚巡り、今も脈々とある「江戸時間」を堪能できる。プチ江戸散歩の本。

B-24
その日本語、通じていますか？
柴田　武
知っておきたい伝えるための日本語力。[上手な話し方]の戦略4カ条、戦術6カ条。メール時代のローマ字問題、敬語のことまで、正しい日本語とは何かを考える内容。

C-71
長寿村の一〇〇歳食
永山久夫
ボケを防いで長生きする秘密は「食」にあり。全国の長寿村の地域に根ざした食生活の秘密をわかりやすく解説。いきいき老いるための〝食事レシピ〟を探った一冊。

C-70
清福と貪欲の日本史
——日本人の本道とは何か
百瀬明治
かつて日本には分相応の暮らしがあり、世俗を捨て、悟りの境地に豊かさを求める精神文化があった。日本を築いた人物に視点をあて「日本人」の本道を考える。

C-69
日本人大リーガーに学ぶメンタル強化術
高畑好秀
イチロー、佐々木、松井、日本人大リーガー成功の裏には秘密のトレーニング方法があった！　現役トレーナーが説くビジネスマンのための成功の法則。

C-68
ひっそり始める「禁煙」実践ガイド
高信太郎
超ヘビースモーカーだった筆者の体験をまとめた実践的禁煙ガイド！　禁煙に何度も失敗した人、密かに禁煙したいヘビースモーカーのための禁煙・絶煙マニュアル！

C-67
相手の「ホンネ」を知る技術
植西　聰
人間関係は、お互いの心が通じ合ってこそ、うまくいく。そのためには、相手の心を想像する力が必要だ。相手に本音を語らせ、その心中を見抜く技術を体得できる一冊。

C-66
たった5日でできる禁煙の本
林　高春
誰でも簡単にできる禁煙法。タバコはニコチンが悪いのではなく、煙が健康に悪い。〝禁煙の名医〟が、科学的な事実をもとにすぐに禁煙できる方法を伝える。

C-65
ジャパン・プレゼンテーション
——世界に伝わる広告表現スキル
杉山恒太郎
日本のCM表現はどうしたら世界にうけるのか。全米で自らのCMがオンエアされるまで、孤軍奮闘してきたクリエイターの著者が、世界につながる広告スキルを伝授。

C-64
ビルマ軍事政権とアウンサンスーチー
田辺寿夫
根本　敬
日本とビルマの歴史、軍事政権の弾圧を逃れて日本で暮らす人たちの姿からビルマとの〝発展的関係〟を考えるための良書。軍事クーデターから15年、ビルマの今は？

C-63
女は男のそれをなぜセクハラと呼ぶか
山田秀雄
セクハラが自分と無関係と信じている全国のサラリーマン必読。男と女の意識のズレが生み出すナンセンスな悲劇を未然に防止。あなたの「セクハラ度」チェック付き。

C-62
自己破産の現場
岡崎昂裕
過去10年の自己破産件数が100万件を突破。債権者の破産妨害工作、悪徳弁護士の横行、民事再生法の行方等、破産をめぐる壮絶なる実態とその再生への現場を描く！

C-61
他人の心を知るということ
金沢　創
「他人の気持ちがわからない」。あなたをこの呪縛から解き放す、画期的なコミュニケーション論が登場。「心が通じ合う」ことの謎と不思議さが解明される必読の一冊。

角川oneテーマ21

B-18
英語「超基本」を一日30分！
尾崎哲夫
英語を徹底的にやり直し、しっかりした土台を築き上げてみませんか？　基本の基本のポイントを再確認する新しい英語学習法。話題の20万部突破のベストセラー。

B-23
英会話「これだけ」音読一日30分！
尾崎哲夫
「超基本」からやり直す、声に出せば英語が身に付く！20万部のベストセラー「超基本」シリーズ待望の第2弾。圧倒的にわかりやすい、基本の基本の英会話学習法！

B-25
「超基本」の英単語
尾崎哲夫
ベストセラー「超基本」シリーズ待望の第3弾の単語編。英単語を徹底的にやり直すための必携バイブル。英語のリズムと英単語が自然に記憶に刻まれる最新英語学習法。

B-46
英語「超応用」を一日30分！
尾崎哲夫
20万部のベストセラー！の待望の「応用編」が登場。基本の基本をマスターしたら、ワンランク上の英語をマスターしよう！　誰でも理解できる驚異の学習法。

B-21
通勤電車の英語塾
竹村健一
アメリカ、ヨーロッパのメディア、雑誌では日本は現在どう評価されているのか？　国際社会の状勢を踏まえながらキーワードとなる英単語を選んだ英語教科書。

B-22
もっと話せる絶対英語力！
岡本浩一
やさしい会話表現の正しい使い方から、英語圏の社会マナー、ビジネス交渉までワンランク上の英会話をマスターしよう。「正確な英会話」の超最短プログラム。

B-37
英熟語速習術
――イメージ記憶ですぐ身につく940熟語
晴山陽一
英熟語についている前置詞、副詞をもとに徹底分類。意味から覚えて脳を刺激する独自の暗記法。「超速」ファン待望の英熟語集。絶対に忘れない覚え方を伝授します。